JAMT技術教本シリーズ

呼吸機能検査
症例集

監修 一般社団法人 日本臨床衛生検査技師会

じほう

JAMT技術教本シリーズについて

　本シリーズは，臨床検査に携わる国家資格者が，医療現場や検査現場における標準的な必要知識をわかりやすく参照でき，実際の業務に活かせるように，との意図をもって発刊されるものです。

　今日，臨床検査技師の職能は，医学・医療の進歩に伴い高度化・専門化するだけでなく，担当すべき業務範囲の拡大により，新たな学習と習得を通じた多能化も求められています。

　"検査技師による検査技師のための実務教本"となるよう，私たちの諸先輩が検査現場で積み上げた「匠の技術・ノウハウ」と最新情報を盛り込みながら，第一線で働く臨床検査技師が中心になって編集と執筆を担当しました。

　卒前・卒後教育は言うに及ばず，職場内ローテーションにより新たな担当業務に携わる際にも，本シリーズが大きな支えとなることを願うとともに，ベテランの検査技師が後進の教育を担当する場合にも活用しやすい内容となるよう配慮しています。さらには，各種の認定制度における基礎テキストとしての役割も有しています。

一般社団法人　日本臨床衛生検査技師会

本書の内容と特徴について

　呼吸機能検査を行うにあたり，呼吸器疾患を把握し，疾患に対する検査結果を理解しなければ，正確な結果を臨床医に報告することはできないと思います。呼吸器疾患にもさまざまな疾患があり，また新しい検査法の確立やガイドラインの変更など，日々環境が変わっていく中で幅広い知識を身につけていかなければなりません。

　日本アレルギー学会発行の喘息予防・管理ガイドラインには，「呼気中一酸化窒素濃度（FeNO）は，好酸球性気道炎症を反映する指標の一つであり，喘息の診断やCOPDとの鑑別，気道炎症のコントロールの評価に有用であるとされる。カットオフ値37ppbを超える場合に喘息と診断することが可能とされている。」と明記されています。また，2014年にGOLDとGINAから，「喘息とCOPDのオーバーラップ症候群（Asthma COPD Overlap Syndrome；ACOS）」という共同の概念が出されました。ACOSとは，喘息とCOPD両者の特徴を有し，慢性の気流制限を特徴とすると定義されています。呼気中一酸化窒素濃度（FeNO）を測定することでCOPD＋喘息の早期発見が可能で，治療薬の選択に有用です。

　これらも含め本書では，臨床現場で検査を行っている臨床検査技師の皆様に知っておいていただきたいさまざまな呼吸器関連症例を提示しています。呼気中一酸化窒素濃度（FeNO）やCT画像，呼吸機能検査結果の時系列変化など各種検査結果を踏まえ，呼吸器疾患を考えていくことができる内容となっております。呼吸器疾患単独での呼吸機能検査症例集も珍しく，この本を参考にして日常の検査業務に携わりスキルアップしていただきたいと願いを込めた症例集です。

「呼吸機能検査症例集」編集部会

編集委員および執筆者一覧

● **編集委員**

刑部　恵介	藤田保健衛生大学　医療科学部　臨床検査学科	
小西　良光	元 藤田保健衛生大学坂文種報德會病院　臨床検査部	
鈴木　　敦[*]	木沢記念病院　検査技術課	
坂西　　清	日本臨床衛生検査技師会	
山口　浩司	日本臨床衛生検査技師会	

[*は委員長]

● **執筆者**

高谷　恒範	奈良県立医科大学附属病院　中央臨床検査部
藤澤　義久	滋賀医科大学医学部附属病院　検査部
山本　雅史	北海道大学病院　検査・輸血部

[五十音順，所属は2016年7月現在]

目　次

1章　閉塞性肺疾患 ——————————————————————— 1
- 1.1　慢性閉塞性肺疾患・・・・・・2
- 1.2　気管支喘息・・・・・13
- 1.3　喘息 COPD オーバーラップ症候群・・・・・19
- 1.4　びまん性汎細気管支炎・・・・・25
- 1.5　骨髄移植後の閉塞性細気管支炎・・・・・28

2章　拘束性肺疾患 ——————————————————————— 31
- 2.1　特発性間質性肺炎総論・・・・・・32
- 2.2　特発性肺線維症・・・・・・33
- 2.3　膠原病肺・・・・・・35
- 2.4　過敏性肺炎・・・・・・37
- 2.5　薬剤性肺炎・・・・・・40
- 2.6　PPFE・・・・・・44

3章　気腫合併肺線維症 ——————————————————————— 47
- 3.1　気腫合併肺線維症・・・・・・48

4章　肥満症 ——————————————————————— 51
- 4.1　肥満症・・・・・・52

5章　じん肺症 ——————————————————————— 61
- 5.1　じん肺症・・・・・・62

6章　サルコイドーシス ——————————————————————— 65
- 6.1　サルコイドーシス・・・・・・66

7章　特発性肺動脈性肺高血圧症 ——————————————————————— 69
- 7.1　特発性肺動脈性肺高血圧症・・・・・・70

目 次

8章 慢性血栓塞栓性肺高血圧症 — 77
8.1　慢性血栓塞栓性肺高血圧症・・・・・・78

9章 肺胞蛋白症 — 81
9.1　肺胞蛋白症・・・・・・82

10章 リンパ脈管筋腫症 — 85
10.1　リンパ脈管筋腫症・・・・・・86

11章 肺 癌 — 91
11.1　肺 癌・・・・・・92

12章 肺以外の疾患による呼吸機能障害 — 95
12.1　上気道閉塞・・・・・・96
12.2　脊椎変形症・・・・・・100
12.3　神経筋疾患・・・・・・102

査読者一覧
索　引

1章 閉塞性肺疾患

章目次

1.1：慢性閉塞性肺疾患 …………………… 2
1.2：気管支喘息 …………………………… 13
1.3：喘息COPDオーバーラップ症候群 … 19
1.4：びまん性汎細気管支炎 …………… 25
1.5：骨髄移植後の閉塞性細気管支炎 … 28

SUMMARY

　閉塞性肺疾患は，呼吸機能検査を行うにあたり基本的で重要な疾患である。慢性閉塞性肺疾患（COPD）の病期分類についても日本呼吸器学会COPDガイドラインに明記されており，理解しなければならない。
　本章では，フローボリューム曲線の経年変化や呼吸抵抗可逆性試験，呼気中一酸化窒素濃度（FeNO）などのデータを示し，わかりやすく説明していく。2014年にGOLDとGINAから，「喘息とCOPDのオーバーラップ症候群（Asthma COPD Overlap Syndrome；ACOS）」という概念が出されているが，新しい知識や疾患概念を身につけてもらえるように，この疾患についても症例提示しているので，実務に役立てていただきたい。

1.1 慢性閉塞性肺疾患

1. 慢性閉塞性肺疾患とは

慢性閉塞性肺疾患（COPD）とは従来，肺気腫や慢性気管支炎とよばれてきた疾患の総称である。肺気腫とは「終末細気管支から末梢の肺胞が異常に拡張するか，あるいは肺胞壁が破れて隣り合う肺胞が融合し，容積を増した状態である」という病理学的，病理形態学的な概念にもとづいた疾患である。一方，慢性気管支炎は「持続性あるいは反復性の痰を伴う咳が少なくとも連続して過去2年以上，毎年3カ月以上続くもの」。この定義からわかるように慢性気管支炎は"病歴"から診断することができる（正確には気管支拡張症や結核といった他の気管支病変を否定しなければいけない）。このような定義は社会医学的な定義である。この両者を鑑別することは困難なこともあるため，COPDという疾患概念が使われるようになった[1~3]。

COPDの新しい疾患概念に影響を与えたガイドラインは2001年に発表され，2006年，2011年に改訂された国際ガイドライン「Global Initiative for Chronic Obstructive Lung Disease (GOLD)」である[4]。GOLDの定義では「COPDとは完全に可逆的ではない気流閉塞を特徴とする疾患である。この気流閉塞は通常進行性で，有害な粒子またはガスに対する異常な炎症性反応と関連している」と定義し，あえて肺気腫と慢性気管支炎の疾患名では定義されていない。

2004年には日本呼吸器学会によるガイドライン第2版，2009年に第3版[5]，2013年に第4版[6]が発行された。その中でCOPDとは「タバコ煙を主とする有害物質を長期に吸入曝露することで生じた肺の炎症性疾患である。」と記載され，喫煙との因果関係をより明確にし，「気流閉塞は末梢気道病変と気腫性病変がさまざまな割合で複合的に作用する」と明記し，末梢気道病変と気腫性病変を同列に扱いCOPDの病型を提唱している（図1.1.1）。また，COPDを全身疾患として捉える視点が導入され，重症度は気流閉塞の重症度に加えて，労作時呼吸困難の程度（表1.1.1），運動耐容能，栄養状態，全身併存症なども加味して判断されるべきものとした。このようにCOPDはすべての病変を包括する概念であるとされている。

表1.1.1 呼吸困難（息切れ）を評価する修正MRC（mMRC）質問票

グレード分類	あてはまるものにチェックしてください（1つだけ）	
0	激しい運動をした時だけ息切れがある。	☐
1	平坦な道を早足で歩く，あるいは緩やかな上り坂を歩く時に息切れがある。	☐
2	息切れがあるので，同年代の人よりも平坦な道を歩くのが遅い，あるいは平坦な道を自分のペースで歩いている時，息切れのために立ち止まることがある。	☐
3	平坦な道を約100m，あるいは数分歩くと息切れのために立ち止まる。	☐
4	息切れがひどく家から出られない，あるいは衣服の着替えをする時にも息切れがある。	☐

呼吸リハビリテーションの保険適用については，旧MRCのグレード2以上，即ち上記mMRCのグレード1以上となる。
（日本呼吸器学会COPDガイドライン第4版作成委員会：COPD（慢性閉塞性肺疾患）診断と治療のためのガイドライン第4版，メディカルレビュー社，2013より引用）

2. 検査所見

COPDの鑑別診断・病型・病態把握には呼吸機能検査，胸部X線画像，喀痰検査などが有用である（表1.1.2）。

(1) 呼吸機能検査

スパイロメトリーによる気流閉塞の検出が必要であり，気管支拡張薬吸入後のスパイロメトリーで1秒率（FEV_1/FVC）が70%未満であればCOPDと診断する（表1.1.3）。ただし，画像診断や精密呼吸機能検査により種々の疾患を除外することが必要である（表1.1.4）。

診断にはFEV_1/FVCを用いるが，病期分類（表1.1.5）は予測1秒量に対する比率（%FEV_1）を用いる。基本的には気流閉塞の程度による分類であり，重症度の分類は%FEV_1

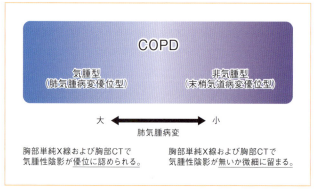

図1.1.1 COPDの病型
（日本呼吸器学会COPDガイドライン第4版作成委員会：COPD（慢性閉塞性肺疾患）診断と治療のためのガイドライン第4版，メディカルレビュー社，2013より引用）

用語 慢性閉塞性肺疾患 (chronic obstructive pulmonary disease；COPD)，1秒率 (forced expiratory volume in 1 second/forced vital capacity；FEV_1/FVC)，1秒量 (forced expiratory volume in 1 second；FEV_1)

表1.1.2 鑑別，病型分類，病態把握に有用な検査

1. 精密肺機能検査
   1) 肺拡散能力検査（D_{LCO}）
   2) 体プレスチモグラフ法やガス希釈法による肺気量測定
   3) 呼吸筋力測定
   4) 広域周波オシレーション法による呼吸インピーダンス測定
   5) クロージングボリウム
2. 動脈血ガス分析
3. 肺高分解能CT検査
4. 肺換気・血流シンチグラム
5. 運動負荷検査（6分間歩行検査，シャトル歩行試験，多段階運動負荷試験）
6. 夜間睡眠時呼吸モニター
7. 心電図，心エコー，心カテーテルなどによる肺高血圧，肺性心評価
8. 質問票によるQOL（生活の質）・ADL（日常生活動作）の評価
9. 喀痰（細胞診，好中球および好酸球数，培養，塗抹）
10. 呼気ガス分析（代謝測定，NOおよびCO測定）
11. 末梢血液検査

（日本呼吸器学会COPDガイドライン第4版作成委員会：COPD（慢性閉塞性肺疾患）診断と治療のためのガイドライン第4版，メディカルレビュー社，2013より引用）

表1.1.3 診断基準

1. 気管支拡張薬投与後のスパイロメトリーで1秒率（FEV_1/FVC）が70％未満であること。
2. 他の気流閉塞をきたし得る疾患を除外すること。

（日本呼吸器学会COPDガイドライン第4版作成委員会：COPD（慢性閉塞性肺疾患）診断と治療のためのガイドライン第4版，メディカルレビュー社，2013より引用）

表1.1.4 鑑別を要する疾患

1. 喘息
2. びまん性汎細気管支炎
3. 先天性副鼻腔気管支症候群
4. 閉塞性細気管支炎
5. 気管支拡張症
6. 肺結核
7. 塵肺症
8. リンパ脈管筋腫症
9. うっ血性心不全
10. 間質性肺疾患
11. 肺癌

（日本呼吸器学会COPDガイドライン第4版作成委員会：COPD（慢性閉塞性肺疾患）診断と治療のためのガイドライン第4版，メディカルレビュー社，2013より引用）

表1.1.5 COPDの病期分類

病期		定義
Ⅰ期	軽度の気流閉塞	$\%FEV_1 \geq 80\%$
Ⅱ期	中等度の気流閉塞	$50\% \leq \%FEV_1 < 80\%$
Ⅲ期	高度の気流閉塞	$30\% \leq \%FEV_1 < 50\%$
Ⅳ期	きわめて高度の気流閉塞	$\%FEV_1 < 30\%$

気管支拡張薬投与後の1秒率（FEV_1/FVC）70％未満が必須条件

（日本呼吸器学会COPDガイドライン第4版作成委員会：COPD（慢性閉塞性肺疾患）診断と治療のためのガイドライン第4版，メディカルレビュー社，2013より引用）

だけでなく，労作時呼吸困難などの症状，運動耐容能，併存症の有無，増悪の程度などから総合的に判断すべきである。したがって，%FEV_1による病期分類は必ずしもCOPDの重症度を反映するものではない。

FEV_1は，およそ30歳から減少しはじめ，非喫煙者ではそれほど急激ではないが，中年の喫煙者で，すでにFEV_1が少ない人は，その後さらに急速に減少していく。FEV_1が約1L以下に減少すると，患者は日常生活の活動で呼吸困難を生じる。フローボリューム曲線は，呼気曲線において下行脚が下に凸なパターンを示す。

(2) 画像検査

胸部X線画像は，他の疾患を除外し，進行したCOPDの気腫性病変および気道病変を診断するのに有用であるが，早期COPDの検出は難しいとされている。HRCTは早期COPDの検出に有用とされる。低吸収域（LAA）や，気道壁の肥厚が認められる。

用語 低吸収域（low attenuation area；LAA）

1章 閉塞性肺疾患

症例1：COPD病期分類Ⅰ期①

- 70歳台，男性。身長173.3cm，体重67.3kg，BSA 1.81m²

主　訴：自覚症状はとくになし。	現病歴：健康診断の呼吸機能検査で異常値を指摘され精査目的にて受診。		
既往歴：胃潰瘍（60歳台）。	喫煙歴：20本/日×50年。1カ月前から禁煙。	服　薬：なし。	
アレルギー歴：とくになし。	呼吸音：異常なし。	mMRC：0	
胸部X線：心，肺血管陰影は正常範囲。	胸部CT：軽度の気腫性変化を認める。		

【呼吸機能検査所見と解説】（図1.1.2〜1.1.4）

①肺気量分画・フローボリューム曲線

%VCは106.6%であり正常。FEV_1/FVCは68.98%と軽度低下し，閉塞性換気障害を示す。フローボリューム曲線は，下に凸の閉塞性障害パターンを呈しており，MMF，$\dot{V}_{50}$，$\dot{V}_{25}$は低下，$\dot{V}_{50}/\dot{V}_{25}$は3.05と軽度末梢気道の障害が疑われる。COPD病期分類は，$\%FEV_1$は89.7%と80%以上であるためⅠ期となる。%TLCや残気率（RV/TLC）は正常範囲内であり，過膨張所見は認めない。

②肺拡散能力

$\%D_{Lco}$78.9%と軽度低下，D_{Lco}/V_Aが2.82mL/min/mmHg/Lと低下し軽度拡散障害を認める。

③肺内ガス分布

$\varDelta N_2$は2.68%と上昇し，肺内ガス分布障害を示している。

④気道可逆性検査

FEV_1の変化率は5.2%，変化量は140mLであり改善を認めない。

⑤呼吸抵抗検査

周波数依存を認めない。

⑥呼吸抵抗可逆性検査

著明な改善は認めない。

⑦一酸化窒素濃度（FeNO）検査

19ppbであり正常。

自覚症状もとくになく，現時点では経過観察となる。検診で異常を指摘されてから，禁煙を行っているのでサポートを行うこととなった。軽度の気流閉塞では無症状であることが多く，医療機関への自発的な受診は労作時などの呼吸困難や日常生活に支障を来すときに多い。本症例のように，健康診断での呼吸機能検査により，早期発見，診断・治療することで，疾患になった後の負担を大幅に軽減することが可能である。

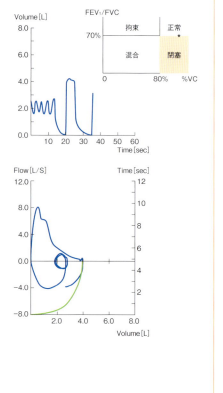

図1.1.2　症例1：呼吸機能検査

1.1 慢性閉塞性肺疾患

肺機能検査報告書（薬剤投与後比較）

肺気量分画・残気量

	単位	投薬前	投薬後	変化率（%）
VC	L	4.20	4.34	3.2
TV	L	0.92	0.89	-3.5
ERV	L	1.62	1.82	12.3
IRV	L	1.65	1.62	-1.8
IC	L	2.57	2.51	-2.4
FRC	L	3.66	3.77	3.0
RV	L	2.03	1.95	-4.2
TLC	L	6.23	6.28	0.8
RV/TLC	%	32.64	30.99	-5.0

強制呼出曲線・フローボリューム

	単位	投薬前	投薬後	変化率（%）
FVC	L	4.03	4.31	6.9
FEV_1	L	2.78	2.92	5.2
FEV_1/FVC	%	68.98	67.86	-1.6
FEV_1/VC	%	66.22	67.47	1.8
MMF	L/sec	1.69	1.75	3.4
AT	%	3.99	0.58	-85.5
PEF	L/sec	8.12	8.30	2.1
$\bar{V}_{50}$	L/sec	1.99	2.79	40.1
V_{25}	L/sec	0.65	0.76	17.2
V_{50}/V_{25}		3.05	3.65	19.5
V_{25}/Ht	L/sec/m	0.37	0.43	17.2

クロージングボリューム

	単位	投薬前	投薬後	変化率（%）
CV	L	1.40	1.16	-16.5
CC	L	3.11	2.71	-12.7
CV/VC	%	33.71	28.13	-16.5
CC/TLC (CV)	%	53.10	47.68	-10.2
ΔN_2	%/L	2.68	1.92	-28.2

肺拡散能力1回呼吸法

	単位	投薬前	投薬後	変化率（%）
D'_{LCO}	mL/min/mmHg	13.95	14.89	6.7
D'_{LCO}/V'_A	mL/min/mmHg/L	2.82	3.05	8.1
D_{LCO}	mL/min/mmHg	14.26	15.37	7.8
D_{LCO}/V_A	mL/min/mmHg/L	2.82	3.05	8.1

吸入前　FeNO測定値=19ppb
吸入後　FeNO測定値=22ppb

図1.1.3　症例1：呼吸機能検査可逆性試験

報告書2
B.D.測定有効データ比較（1）

		B. D. Ave	通常 Ave	改善率	B. D. Ex-In	通常 Ex-In	改善率
R5	[$cmH_2O/L/s$]	1.02	1.23	17.1	0.13	0.14	7.1
R20	[$cmH_2O/L/s$]	1.10	1.28	14.1	0.09	0.04	-125.0
R5-R20	[$cmH_2O/L/s$]	-0.08	-0.05	-60.0	0.04	0.10	60.0
X5	[$cmH_2O/L/s$]	-0.08	-0.17		0.04	0.10	
Fres	[Hz]	5.70	6.79	16.1	-0.27	-0.72	62.5
ALX	[cmH_2O/L]	0.31	0.55	43.6	-0.12	-0.32	62.5
X5'		-0.19	-0.29		0.04	0.10	
Fres'	[Hz]	7.64	10.28	25.7	-0.05	-0.61	91.8
ALX'	[cmH_2O/L]	0.64	1.19	46.2	-0.13	-0.46	71.7
TV	[L]	0.56	0.83	-32.5	-0.09	0.00	0.0

通常：No.2（パルス）　　　　　　　　　　　　　　　　B.D.：No.1（パルス）

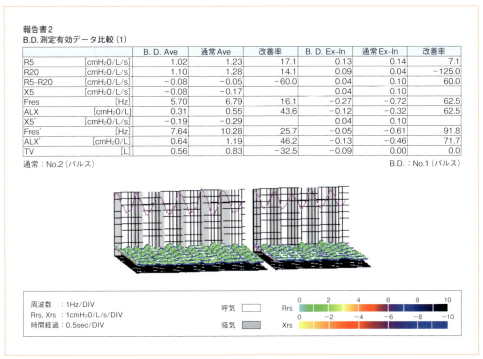

周波数　：1Hz/DIV
Rrs, Xrs：$1cmH_2O/L/s$/DIV
時間経過：0.5sec/DIV

呼気 □　Rrs
吸気 ■　Xrs

図1.1.4　症例1：呼吸抵抗検査可逆性試験

1章　閉塞性肺疾患

症例2：COPD病期分類Ⅰ期②

- 70歳台，男性。身長162.0cm，体重63.3kg，BSA 1.67m²

主　訴：息切れ。ときどき立ちくらみ。		
既往歴：頸椎症（60歳台）。	喫煙歴：60本/日×45年。禁煙8年。	アレルギー歴：なし。
SpO₂：98%	呼吸音：異常なし。	mMRC：0
CAT：11点	胸部X線：とくに異常所見なし。	胸部CT：左S8に小結節。気腫性変化は乏しい。

【呼吸機能検査所見と解説】（図1.1.5～1.1.9，表1.1.6）

①肺気量分画・フローボリューム曲線

　%VCは95.8%であり正常。FEV₁/FVCは69.16%と低下を認め，軽度の閉塞性換気障害を呈している。%TLCやRV/TLCは正常範囲内であり，過膨張所見は認めない。

　フローボリューム曲線は，下に凸の閉塞性障害パターンを呈し，MMF，$\dot{V}_{50}$，$\dot{V}_{25}$は低下，$\dot{V}_{50}/\dot{V}_{25}$は5.36と高値であり，末梢気道障害を認める。COPD病期分類は，%FEV₁が82.9%と80%以上であるためⅠ期となる。

②肺拡散能力

　%DLcoは132.5%，DLco/VAが5.06mL/min/mmHg/Lであり正常。

③肺内ガス分布

　ΔN_2は3.79%と上昇し肺内ガス分布障害を示している。

④呼吸抵抗検査

　周波数依存を認めない。

⑤気道可逆性検査（3年前）

　FEV₁の変化率は1.3%，変化量30mLであり改善は認めない。

⑥呼吸抵抗検査（3年前）

　著明な改善は認めないが，わずかな改善を認める。

⑦一酸化窒素濃度（FeNO）検査（3年前）

　14ppbであり正常。

肺機能検査報告書Ⅰ

肺気量分画・残気量

項目	単位	実測値	予測値	%予測値
VC	L	3.19	3.33	95.8
TV	L	0.38		
ERV	L	1.28	1.22	105.2
IRV	L	1.54		
IC	L	1.91		
FRC	L	3.13	3.30	94.7
RV	L	1.85	2.09	88.6
TLC	L	5.05	5.51	91.6
RV/TLC	%	36.68	38.89	94.3

強制呼出曲線・フローボリューム

項目	単位	実測値	予測値	%予測値
FVC	L	3.11	3.25	95.6
FEV₁	L	2.15	2.59	82.9
FEV₁/FVC	%	69.16	79.83	86.6
FEV₃	L	2.62	3.16	82.8
MMF	L/sec	1.19	2.81	42.1
AT	%	2.82		
PEF	L/sec	7.04	7.63	92.1
$\dot{V}_{75}$	L/sec	5.03	7.02	71.7
$\dot{V}_{50}$	L/sec	1.88	3.19	58.8
$\dot{V}_{25}$	L/sec	0.35	1.04	33.6
$\dot{V}_{10}$	L/sec	0.07		
$\dot{V}_{50}/\dot{V}_{25}$		5.36		
$\dot{V}_{25}$/Ht	L/sec/m	0.21	1.03	21.0

肺拡散能力 (single breath)

項目	単位	実測値	予測値	%予測値
D'LCO	mL/min/mmHg	19.80	15.12	130.9
D'LCO/V'A	mL/min/mmHg/L	5.05	4.29	117.6
DLCO	mL/min/mmHg	20.05	15.12	132.5
DLCO/VA	mL/min/mmHg/L	5.05	4.29	117.6

クロージングボリューム

項目	単位	実測値	予測値	%予測値
CV	L	1.02		
CC	L	2.97		
CV/VC	%	32.30	26.91	120.0
CC/TLC (CV)	%	58.21	51.48	113.0
ΔN_2	%/L	3.79	1.45	261.4

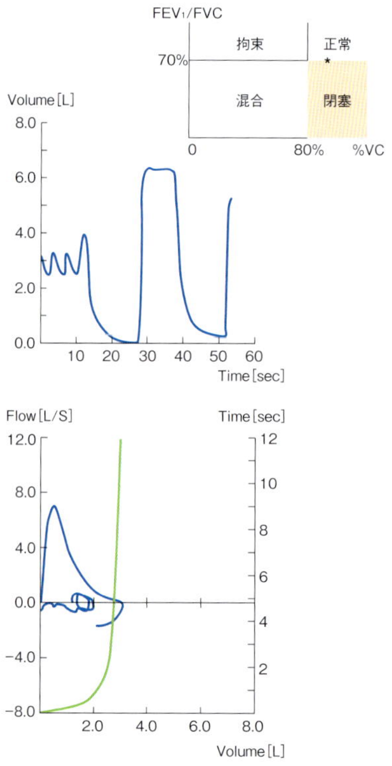

図1.1.5　症例2：呼吸機能検査

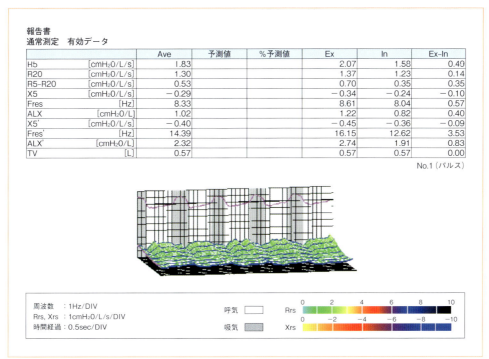

図1.1.6　症例2：呼吸抵抗検査

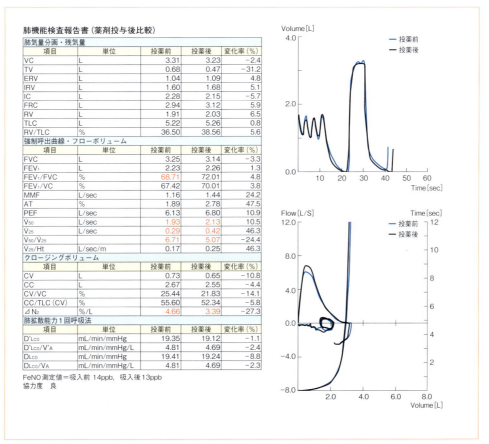

図1.1.7　症例2：3年前の呼吸機能検査可逆性試験

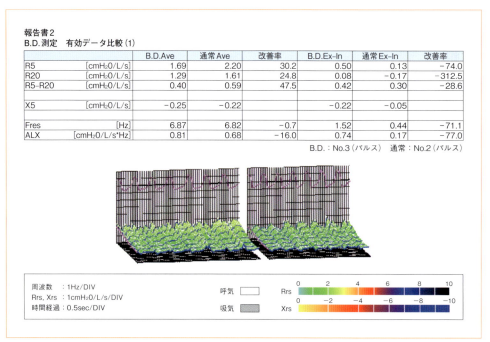

図1.1.8　症例2：3年前の呼吸抵抗可逆性試験

表1.1.6　症例2：フローボリューム時系列数値表

		9年前	8年前	7年前	6年前	5年前	4年前	3年前	2年前	1年前	今回
FVC	L	3.70	3.68	3.43	3.50	3.49	3.41	3.25	3.41	3.12	3.11
FEV_1	L	2.54	2.54	2.42	2.42	2.41	2.31	2.23	2.36	2.27	2.15
FEV_1/FEV	%	68.65	69.00	70.55	69.14	69.05	67.56	68.71	68.96	72.75	69.16
PEF	L/sec	7.71	7.69	7.57	7.57	6.98	7.23	6.13	7.74	7.01	7.04
$\dot{V}_{50}$	L/sec	2.26	1.93	1.98	1.93	1.90	1.84	1.93	2.00	2.18	1.88
$\dot{V}_{25}$	L/sec	0.27	0.34	0.37	0.26	0.40	0.34	0.29	0.43	0.44	0.35

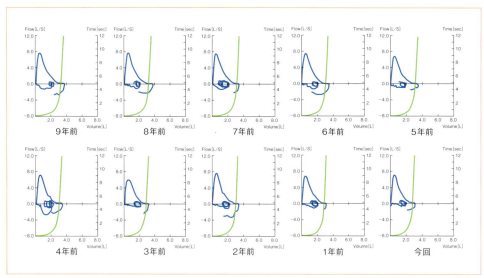

図1.1.9　症例2：フローボリューム曲線時系列推移図

自覚症状・検査結果も変化がないため，このまま投薬なく経過観察フォロー。COPDの気流閉塞は通常は進行性であると表現されているが，適切な治療をされているCOPD患者では3〜5年にわたりFEV_1が維持されている症例から急速に低下する症例までさまざまであることが最近報告されている。本症例は9年前に軽症のCOPDと診断され，禁煙サポートのみで半年に1回の経過観察とされている患者である。禁煙により，フローボリューム曲線時系列ではFEV_1も良好に保たれ，約9年間にわたりFEV_1が維持されている症例である。

症例3：非気腫型COPD病期分類Ⅲ期

- 80歳台，男性。身長157.2cm，体重47.2kg
- 主　訴：労作時呼吸困難，咳，喀痰。　　喫煙歴：20本/日×56年，既喫煙者。

【検査所見と解説】

胸部CTでは，上葉優位にごく軽度の気腫性変化を認める。両下葉の気管支血管束の軽度肥厚を認める(図1.1.11)。

呼吸機能検査では%VCが78.1%と軽度低下，FEV_1/FVCが36.7%と低下しており，混合性換気障害を呈している(図1.1.10)。サルブタモール吸入後%FEV_1は45.1%であり，COPD病期分類でⅢ期である。本症例の%VCの低下の原因は，気流閉塞が強く空気が出てこなくなったことである。拘束性疾患のように肺気量の低下が原因ではないことに注意。

肺気量分画では，%TLC，%RVなどは増加せず，%RV/TLCはやや増加しているが，明らかな過膨張所見はない。%$D'L_{CO}$，%$D'L_{CO}/V'_A$は正常付近に保たれている。

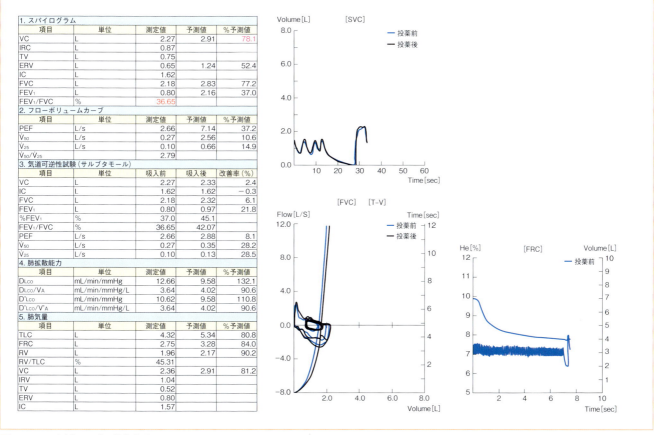

図1.1.10　症例3：呼吸機能検査

1章 閉塞性肺疾患

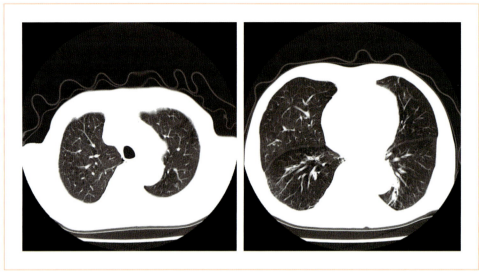

図1.1.11　症例3：胸部CT

症例4：気腫型COPD病期分類Ⅲ期

- 80歳台，男性。身長172.0cm，体重61.0kg

主　訴：労作時呼吸困難。　　喫煙歴：30本/日×43年，既喫煙者。

【検査所見と解説】

　%VC正常，FEV$_1$/FVCが29.6%と低下しており，閉塞性換気障害を呈している。サルブタモール吸入後%FEV$_1$は48.8%であり，COPD病期分類はⅢ期である（図1.1.12）。

　肺気量分画では，%TLCが増加しており，さらに%RV/TLCも増加しており過膨張所見がみられる。%D'Lco，%D'Lco/V'Aは低下しており，拡散障害を呈している。

　胸部CTでは，両側全肺野に著明な気腫性変化を認める（図1.1.13）。

　本症例の6年間のフローボリューム曲線の経年変化を図1.1.14に示す。気管支拡張薬吸入前のデータはばらつきを認めるが，吸入後のデータでは，徐々に検査値が低下している。

MEMO

　COPDは気道病変と気腫化病変がさまざまな程度でかかわりあった病態であり，さまざまなphenotypeが報告されているが，その経年変化の詳細については現段階では解明されていない。そのため，ここで示している経年変化はあくまでも一参考例として考えていただきたい。

　古い時代，COPDは気道可逆性がないとされていたが，現在の解釈では，さまざまな気道可逆性を有するとされており，気道可逆性の有無やその程度はCOPD診断には問われない。よって，COPD患者の中には気管支拡張薬の改善率が高い者も存在する[8,9]ことが知られている。

　本症例のフォロー開始時のデータでは，FEV$_1$が1.16Lから1.69Lに増加し，0.53L（45.7%）の改善率であった。

1.1 | 慢性閉塞性肺疾患

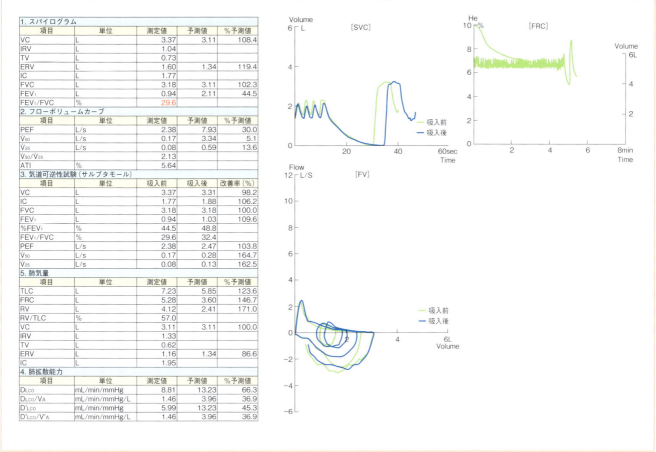

図1.1.12　症例4：呼吸機能検査

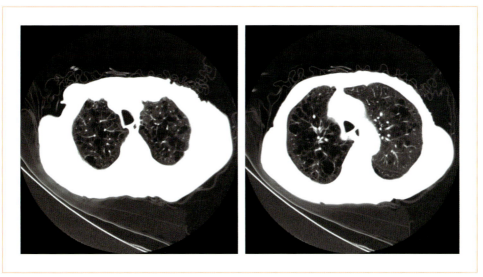

図1.1.13　症例4：胸部CT

1章 閉塞性肺疾患

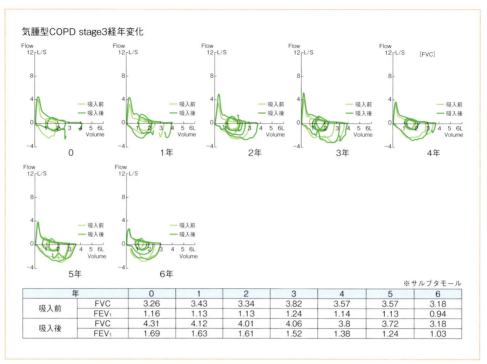

図1.1.14 症例4：フローボリューム曲線経年変化

［藤澤義久・山本雅史］

参考文献

1) Filley GF, Beckwitt HJ, Reeves JT, et al: chronic obstructive bronchopulmonary disease. Ⅱ. Oxygen transport in two clinical types. Am J Med 1968; 44: 26-38
2) Hogg JC, Macklem PT, Thurlbeck WM: Site and nature of airway obstruction in chronic obstructive lung disease. N Engl J Med 1968; 278: 1355-60
3) Standards for the diagnosis and care of patients with chronic obstructive pulmonary disease (COPD) and asthma. This official statement of the American Thoracic Society was adopted by the ATS Board of Directors, November 1986. Am Rev Respir Dis 1987; 136: 225-44
4) National Institute of Health, national Heart, Lung, and Blood Institute: Global Stategy for the Diagnosis, Management, and Prevention of Chronic Obstructive Pulmonary Disease. NHLBI/WHO Workshop Report 2011.
5) 日本呼吸器学会COPDガイドライン第3版作成委員会：COPD（慢性閉塞性肺疾患）診断と治療のためのガイドライン第3版，メディカルレビュー社，2009
6) 日本呼吸器学会COPDガイドライン第4版作成委員会：COPD（慢性閉塞性肺疾患）診断と治療のためのガイドライン第4版，メディカルレビュー社，2013
7) 西村正治：大規模コホート研究による難治性気道疾患の病態解明と個別化治療への展開
8) Makita H, Nasuhara Y, Nagai K, et al. Characterization of phenotypes based on severity of emphysema in chronic obstructive pulmonary disease. Thorax 2007; 62: 932-7.
9) 日本呼吸器学会COPDガイドライン第4版作成委員会：COPD（慢性閉塞性肺疾患）診療と治療のためのガイドライン第4版，日本呼吸器学会，東京，2013．

1.2 気管支喘息

● 1. 気管支喘息とは

以前の喘息の定義には咳，喘鳴，呼吸困難などの臨床症状とその可逆性，および気道の反応性の亢進が盛り込まれていたが，その後，気道の炎症性変化が喘息のベースにあることが認識されるに及び現在では，「気道の慢性炎症を本態とし，臨床症状として変動性を持った気道の狭窄（喘鳴，呼吸困難）や咳で特徴付けられる疾患。気道炎症には好酸球，好中球，リンパ球，マスト細胞などの炎症細胞，加えて，気道上皮細胞，線維芽細胞をはじめとする気道構成細胞，および種々の液性因子が関与する。持続する気道炎症は，気道傷害とそれに引き続く気道構造の変化（リモデリング）を惹起し，非可逆性の気流制限をもたらし，気道過敏性を亢進させる。」と定義されている[1]。喘息診断の目安を表1.2.1に示す。1.発作性の呼吸困難，喘鳴，息苦しさ，咳などの反復，2.可逆性の気流制限，3.気道過敏性の亢進，6.喘息と鑑別すべき他疾患（表1.2.2）などが重要である。一方で成人喘息にCOPDや心不全を合併している場合には診断が困難である。

喘息の管理及び段階的薬物療法を行ううえで，喘息重症度と発作強度は重要である。重症度分類は，喘息の自覚症状とPEF値，FEV_1などの呼吸機能検査で分類する（表1.2.3）。また，喘息発作（急性増悪）の強度分類と対応した管理法を表1.2.4に示す。

表1.2.1 喘息診断の目安

1. 発作性の呼吸困難，喘鳴，息苦しさ，咳（夜間，早朝に出現しやすい）の反復
2. 可逆性の気流制限
3. 気道過敏性の亢進
4. アトピー要素の存在
5. 気道炎症の存在
6. 他疾患の除外

（喘息予防・管理ガイドライン2015作成委員会：喘息予防・管理ガイドライン2015，協和企画，2015より引用）

表1.2.2 喘息と鑑別すべき他疾患

1. 上気道疾患：喉頭炎，喉頭蓋炎，vocal cord dysfunction（VCD，声帯機能不全）
2. 中枢気道疾患：気管内腫瘍，気道異物，気管軟化症，気管支結核
3. 気管支～肺胞領域の疾患：COPD
4. 循環器疾患：うっ血性心不全，肺血栓塞栓症
5. 薬剤：アンジオテンシン変換酵素阻害薬などの薬物による咳
6. その他：自然気胸，過換気症候群，心因性咳嗽

（喘息予防・管理ガイドライン2015作成委員会：喘息予防・管理ガイドライン2015，協和企画，2015より引用）

● 2. 検査所見

鑑別診断・病態把握には呼吸機能検査，呼気中一酸化窒素濃度（FeNO），胸部X線画像，血液検査，喀痰検査などが有用である。

(1) 呼吸機能検査

気管支喘息では，通常は肺および胸郭のコンプライアンス，吸気筋力に変化はないので，全肺気量（TLC）は正常値を示す。機能的残気量（FRC）も正常値を示すが，気流制限の進行に伴い，残気量（RV），FRC，TLCの増加，VCの低下を示す。また，閉塞性換気障害（FEV_1/FVCが70%

表1.2.3 未治療の臨床所見による喘息重症度分類（成人）

重症度[※1]		軽症間欠型	軽症持続型	中等症持続型	重症持続型
喘息症状の特徴	頻度	週1回未満	週1回以上だが毎日ではない	毎日	毎日
	強度	症状は軽度で短い	月1回以上日常生活や睡眠が妨げられる	週1回以上日常生活や睡眠が妨げられる	日常生活に制限
				短時間作用性吸入β_2刺激薬頓用がほとんど毎日必要	治療下でもしばしば増悪
	夜間症状	月に2回未満	月2回以上	週1回以上	しばしば
PEF FEV_1[※2]	%FEV_1，%PEF	80％以上	80％以上	60％以上80％未満	60％未満
	変動	20％未満	20～30％	30％を超える	30％を超える

※1 いずれか1つが認められればその重症度と判断する。
※2 症状からの判断は重症例や長期罹患例で重症度を過小評価する場合がある。呼吸機能は気道閉塞の程度を客観的に示し，その変動は気道過敏症と関連する。
%FEV_1 =（FEV_1測定値/FEV_1予測値）× 100，%PEF =（PEF測定値/PEF予測値または自己最良値）× 100

（喘息予防・管理ガイドライン2015作成委員会：喘息予防・管理ガイドライン2015，協和企画，2015より引用）

用語 気管支喘息（bronchial asthma），全肺気量（total lung capacity；TLC），機能的残気量（functional residual capacity；FRC），残気量（residual volume；RV）

1章 閉塞性肺疾患

表1.2.4 喘息症状・発作強度の分類（成人）

発作強度[※1]	呼吸困難	動作	検査値（気管支拡張薬投与後の測定値を参考）			
			%PEF	SpO_2	PaO_2	$PaCO_2$
喘鳴／胸苦しい	急ぐと苦しい 動くと苦しい	ほぼ普通	80％以上	96％以上	正常	45mmHg未満
軽度（小発作）	苦しいが横になれる	やや困難				
中等度（中発作）	苦しくて横になれない	かなり困難 かろうじて歩ける	60～80％	91～95％	60mmHg超	45mmHg未満
高度（大発作）	苦しくて動けない	歩行不能 会話困難	60％未満	90％以下	60mmHg以下	45mmHg以上
重篤[※2]	呼吸減弱 チアノーゼ 呼吸停止	会話不能 体動不能 錯乱，意識障害，失禁	測定不能	90％以下	60mmHg以下	45mmHg以上

※1：発作強度は主に呼吸困難の程度で判定し，他の項目は参考事項とする。異なった発作強度の症状が混在するときは発作強度の重いほうをとる。
※2：高度よりさらに症状が強いもの，すなわち，呼吸の減弱あるいは停止，あるいは会話不能，意識障害，失禁などを伴うものは重篤と位置付けられ，エマージェンシーとしての対処を要する。

（喘息予防・管理ガイドライン2015作成委員会：喘息予防・管理ガイドライン2015，協和企画，2015より引用）

未満）が一般的であり，比較的太い中枢側気道の狭窄はFEV$_1$/FVC，FEV$_1$，PEF値などの低下，気道抵抗の上昇を示す。気流制限が軽度である場合はFEV$_1$/FVCが正常で末梢気道障害（$\dot{V}_{50}$，$\dot{V}_{25}$の低下）のみを示す場合もある。フローボリューム曲線は，下行脚が下に凸なパターンを示す。肺拡散能力は正常。呼吸抵抗の上昇。気道可逆性検査にて有意な改善を示すことがあるが，リモデリングが生じている場合は改善の乏しいこともある。

(2) 呼気中一酸化窒素濃度（FeNO）

FeNOは気道における好酸球性気道炎症を反映する。未治療の喘息では上昇することが多い。吸入ステロイド薬により低下。

(3) 血液検査

末梢血では好酸球が増加していることが多く，血清IgE値も高いことが多いが，中にはいずれも正常値の場合もある。

(4) 喀痰検査

好酸球の増加を認める。

症例5：気管支喘息（可逆性試験陽性）①

- 60歳台，男性。身長170.0cm，体重72.0kg，BSA 1.83m^2

主　訴：2週間前より夕方から夜中にかけ咳がひどい。労作時に息切れあり。
既往歴：高血圧（加療中）。　　喫煙歴：20本/日×40年。　　家族歴：子供が喘息，アトピー。
アレルギー歴：とくになし。　　ペット：なし。　　呼吸音：吸気時に喘鳴（+）。
SpO_2：91%（room air）　　胸部X線：肺野に明らかな異常所見は正面，側面ともに指摘できず。

【呼吸機能検査所見と解説】（図1.2.1，1.2.2）

①肺気量分画・フローボリューム曲線

%VCは84.5%であり正常。FEV_1/FVCは51.53%と低下し閉塞性換気障害を示す。%FEV_1も46.7%と低下し，PEF，$\dot{V}_{50}$，$\dot{V}_{25}$は低下，フローボリューム曲線は下に凸の中等度の気流閉塞障害を呈している。

②気道可逆性検査

FEV_1の変化率は18.3%，変化量280mLであり改善を認める。

③呼気一酸化窒素濃度（FeNO）検査

72ppbであり高値を示す。

呼吸機能検査で閉塞性換気障害を示し，気道可逆性検査で改善がみられる。呼気一酸化窒素濃度検査も高値。症状より日内変動も認めることから，気管支喘息と診断され治療された。

【治療開始3カ月後の呼吸機能検査所見と解説】（図1.2.3）

①肺気量分画

VCは3.37Lから4.01Lに増加。

②フローボリューム曲線

FEV_1/FVCは51.53%から75.81%と上昇，FEV_1も1.51Lから3.01Lとほぼ倍に改善している。PEF，$\dot{V}_{50}$，$\dot{V}_{25}$も改善しており，フローボリューム曲線も明らかな改善がみられる。夕方から夜中にかけてのひどい咳き込み，また労作時にみられた息切れの自覚症状も改善された。

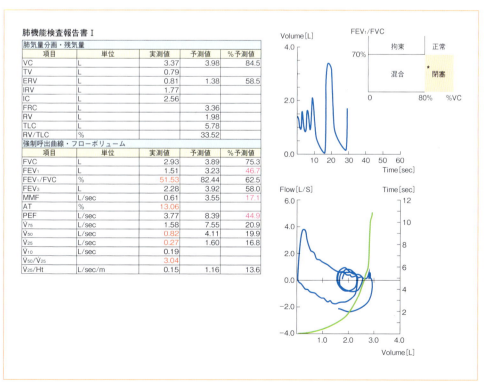

図1.2.1　症例5：呼吸機能検査

1章 閉塞性肺疾患

肺機能検査報告書（薬剤投与後比較）

肺気量分画・残気量

項目	単位	投薬前	投薬後	変化率(%)
VC	L	3.37	3.54	5.1
TV	L	0.79	0.86	8.5
ERV	L	0.81	1.07	31.7
IRV	L	1.76	1.62	−8.4
IC	L	2.56	2.47	−3.2
FRC	L			
RV	L			
TLC	L			
RV/TLC	%			

強制呼出曲線・フローボリューム

項目	単位	投薬前	投薬後	変化率(%)
FVC	L	2.93	3.39	15.6
FEV₁	L	1.51	1.79	18.3
FEV₁/FVC	%	51.53	52.65	2.3
FEV₁/VC	%	44.84	50.45	12.5
MMF	L/sec	0.61	0.79	27.9
AT	%	12.84	4.16	−67.5
PEF	L/sec	3.77	4.54	20.4
V̇50	L/sec	0.82	1.04	26.4
V̇25	L/sec	0.27	0.34	28.9
V̇50/V̇25		3.08	3.02	−1.9
V̇25/Ht	L/sec/m	0.15	0.20	28.9

FeNO測定値：72ppb

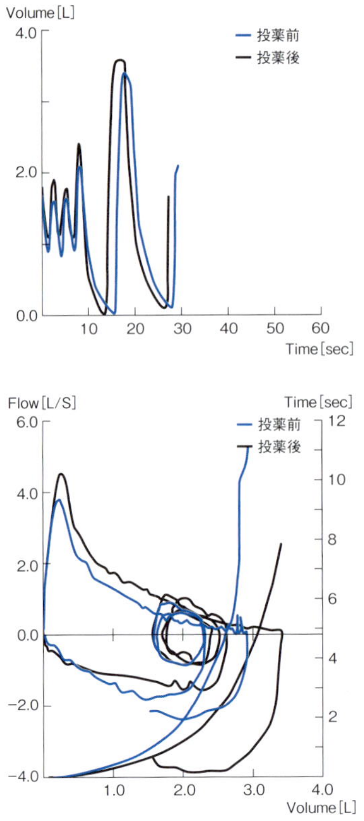

図1.2.2 症例5：呼吸機能検査可逆性試験

肺機能検査報告書Ⅰ

肺気量分画・残気量

項目	単位	実測値	予測値	%予測値
VC	L	4.01	3.98	100.6
TV	L	0.96		
ERV	L	0.81	1.38	58.5
IRV	L	2.24		
IC	L	3.20		
FRC	L		3.36	
RV	L		1.98	
TLC	L		5.78	
RV/TLC	%		33.52	

強制呼出曲線・フローボリューム

項目	単位	実測値	予測値	%予測値
FVC	L	3.97	3.89	102.1
FEV₁	L	3.01	3.23	93.2
FEV₁/FVC	%	75.81	82.44	91.9
FEV₃	L	3.68	3.92	93.7
MMF	L/sec	2.39	3.55	67.2
AT	%	1.00		
PEF	L/sec	7.64	8.39	91.0
V̇75	L/sec	5.76	7.55	76.2
V̇50	L/sec	2.99	4.11	72.7
V̇25	L/sec	0.91	1.60	56.8
V̇10	L/sec	0.20		
V̇50/V̇25		3.29		
V̇25/Ht	L/sec/m	0.53	1.16	46.1

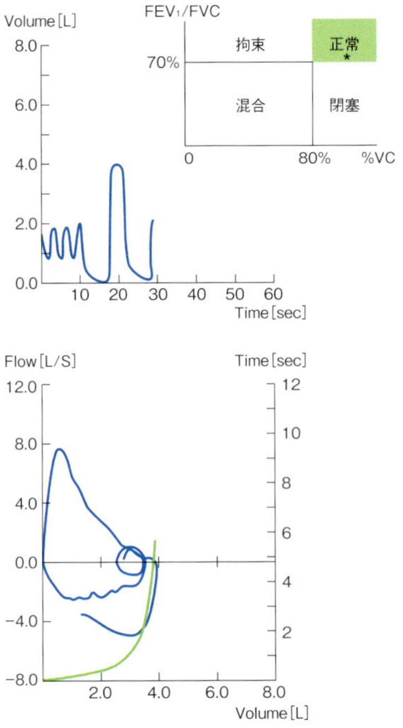

図1.2.3 症例5：治療開始3カ月後の呼吸機能検査

症例6：気管支喘息②

- 40歳台，男性。身長172.0cm，体重75.0kg，BSA 1.88m²

主　訴：1カ月前から就寝時に喘鳴あり。1週間前の夜より咳が止まらず，休日診療所を受診し喘息の診断を受けた。ステロイド薬内服でやや落ち着いたが，まだ労作時の呼吸苦が残る。今回が初めてのエピソードである。

既往歴：なし。小児喘息なし。　　喫煙歴：なし。　　家族歴：祖父，父に喘息の既往あり。
アレルギー歴：花粉（おもにブタクサなど）。　ペット：なし。　職　歴：品質管理。
呼吸音：rhonchi（＋）　　SpO$_2$：96％（room air）　胸部X線：特記すべき異常はなし。

【呼吸機能検査所見と解説】（図1.2.4）

※検査時に咳，呼吸苦あり。

①肺気量分画・フローボリューム曲線

%VCは71.1％と低下を呈する。FEV$_1$/FVCは55.00％と低下，%FEV$_1$も45.5％と低下しており中等度の気流閉塞障害を呈している。PEF，$\dot{V}_{50}$，$\dot{V}_{25}$は低下しており，フローボリューム曲線は下に凸の閉塞性障害パターンを呈している（気流制限が高度に進行した状態では，FEV$_1$/FVCだけではなく%VCも減少する）。

②呼気一酸化窒素濃度（FeNO）検査

85ppbであり高値を示す。

今回，患者の都合により可逆性試験は行っていないが，喘息と診断されICS/LABA配合剤吸入治療が開始された。

肺機能検査報告書Ⅰ				
肺気量分画・残気量				
項目	単位	実測値	予測値	%予測値
VC	L	3.16	4.44	71.1
TV	L	0.85		
ERV	L	0.71	1.54	46.4
IRV	L	1.59		
IC	L	2.45		
FRC	L		3.26	
RV	L		1.73	
TLC	L		5.85	
RV/TLC	%		27.92	
強制呼出曲線・フローボリューム				
項目	単位	実測値	予測値	%予測値
FVC	L	3.10	4.35	71.3
FEV$_1$	L	1.70	3.74	45.5
FEV$_1$/FVC	%	55.00	85.48	64.3
FEV$_3$	L	2.37	4.46	53.1
MMF	L/sec	0.62	4.31	14.2
AT	%	1.82		
PEF	L/sec	3.71	8.88	41.7
$\dot{V}_{75}$	L/sec	2.42	7.94	30.5
$\dot{V}_{50}$	L/sec	0.87	4.92	17.6
$\dot{V}_{25}$	L/sec	0.21	2.13	9.8
$\dot{V}_{10}$	L/sec	0.11		
$\dot{V}_{50}/\dot{V}_{25}$		4.13		
$\dot{V}_{25}$/Ht	L/sec/m	0.12	1.32	9.2
FeNO測定値：85ppb				

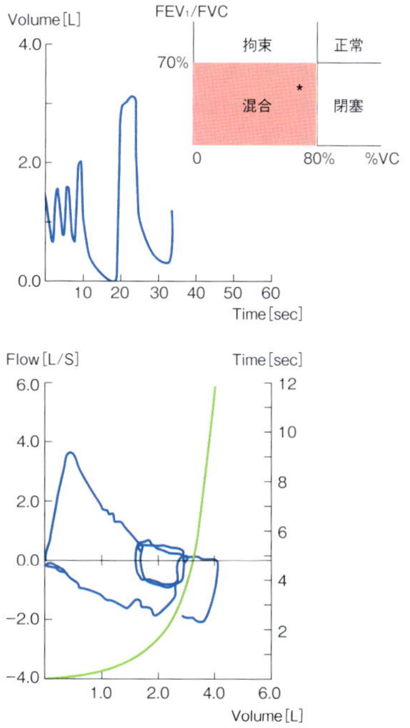

図1.2.4　症例6：呼吸機能検査

【治療開始1カ月半後の呼吸機能検査所見と解説】（図1.2.5）
①肺気量分画・フローボリューム曲線
　％VCは93.2％と正常。FEV_1/FVCは79.23％，％FEV_1は87.0％であり正常。PEFは正常。$\dot{V}_{50}$，$\dot{V}_{25}$は低下しているが，フローボリューム曲線は改善している。
②呼気一酸化窒素濃度（FeNO）検査
　27ppbであり正常。

　呼吸機能検査では混合性換気障害を示しているが，喘息の重症例ではFEV_1/FVCの低下だけではなく，％VCの低下を認める例もある。治療後の％VCは71.1％から93.2％（3.16Lから4.13L）まで改善している。FEV_1/FVCが55.00％から79.23％と上昇，FEV_1も45.5％から87.0％（1.70Lから3.25L）まで著明な改善を認める。PEF，$\dot{V}_{50}$，$\dot{V}_{25}$も改善しており，フローボリューム曲線も明らかな改善がみられる。呼気一酸化窒素濃度検査も85ppbと高値であったが，治療後は27ppbと低下した。息苦しさや咳などの自覚症状も，治療開始3日目頃より改善した。1カ月半後には咳はなく，早歩きしても大丈夫な状態まで回復し，本症例はICS/LABA配合剤吸入治療が著効となった一例である。

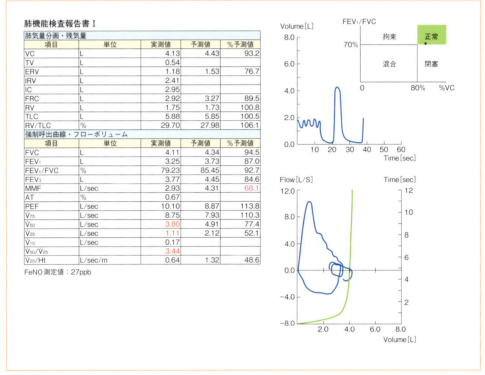

図1.2.5　症例6：治療開始1カ月半後の肺機能検査

［藤澤義久］

参考文献

1) 喘息予防・管理ガイドライン2015作成委員会：喘息予防・管理ガイドライン2015, 協和企画, 東京, 2015.

1.3 | 喘息COPDオーバーラップ症候群

● 1. 喘息COPDオーバーラップ症候群とは

　COPDと喘息は鑑別に注意を要する疾患である。しかし、両疾患の特徴を合併したオーバーラップ症候群とよばれる病態が存在し注目されている。

　国際的な喘息治療ガイドラインGINAとGOLDの合同会議では、慢性の気流制限を示す疾患カテゴリーとして喘息、COPDに加え、両病態を併せ持つ「喘息COPDオーバーラップ症候群（ACOS）」を新たな疾患として呼称し、病態メカニズムを明らかにしていくべきとのステートメントが発表された[1]。

　喫煙歴がある中～高齢患者では、労作時呼吸困難を主訴とし、正常に復することのない気流制限を示す例がある。一方、COPD患者の中にも気管支拡張薬で気道可逆性を示す例がある。このように、喘息の特徴とCOPDの特徴を併せ持つ例がACOSと考えられる[2]。

症例7：ACOS（気道可逆性試験陽性）

- 70歳台、男性。身長156.0cm、体重58.5kg、BSA 1.58m²

主　訴：労作時に息切れあり。
現病歴：2年前から咳嗽、労作時呼吸困難があり、開業医を受診、喘息と診断された。半年前より階段の上り下りで息切れがでるようになった。
既往歴：脊柱管狭窄（70歳台）、前立腺癌全摘出手術（70歳台）。
喫煙歴：20本/日×44年。　　家族歴：喘息なし。父 肺癌。　　アレルギー歴：カニ・貝類。
職　歴：ブラウン管の製造。　呼吸音：clear　　　　　　　　　SpO_2：93%（room air）
mMRC：2　　　　　　　　　胸部X線：肺野に浸潤影の広がりなし。心拡大なし。肋横隔角鋭。
胸部CT：気道壁肥厚あり。肺野に気腫性変化散在。炎症後変化あり。肺野に小結節をいくつか認める。肺門縦隔異常なし。
血液検査：IgE 2290.4IU/mL

【呼吸機能検査所見と解説】（図1.3.1～1.3.3）

①肺気量分画
　%VCは71.1%であり低下。%RVは119.6%、%TLCは86.9%であり正常。RV/TLCは131.5%であり増加を認める。

②フローボリューム曲線
　FEV_1/FVCは36.13%と低下、%FEV_1も31.9%と低下しており高度の気流閉塞障害を呈している。PEF、$\dot{V}_{50}$、$\dot{V}_{25}$は低下しており、フローボリューム曲線は下に凸の閉塞性障害パターンを呈している。

③肺拡散能力
　%DL_{CO}は174.5%、DL_{CO}/VAが6.27mL/min/mmHg/Lであり拡散能力の低下はみられない。

④肺内ガス分布
　ΔN_2は10.96%と著明に上昇し肺内ガス分布障害を示している。

⑤気道可逆性検査
　FEV_1の変化率は29.6%、変化量220mLであり改善を認める。

⑥呼吸抵抗検査
　呼吸抵抗高値、周波数依存性を認める。可逆性検査では、改善を認める。

⑦呼気一酸化窒素濃度（FeNO）検査
　40ppbであり上昇を示す。

　本症例はACOSと診断され、長時間作用性β2刺激薬（LABA）＋長時間作用性抗コリン薬（LAMA）の薬物治療が開始された。

用語　Global Initiative for Asthma (GINA), Global Initiative for Chronic Obstructive Lung Disease (GOLD), 喘息COPDオーバーラップ症候群 (asthma–COPD overlap syndrome；ACOS), 長時間作用性β2刺激薬 (long acting β2 agonist；LABA), 長時間作用性抗コリン薬 (long acting muscarinic antagonist；LAMA)

1章 閉塞性肺疾患

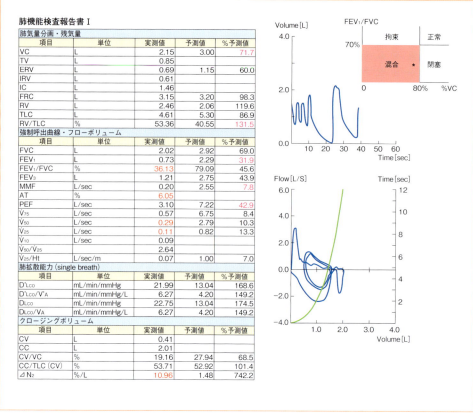

図1.3.1　症例7：肺機能検査

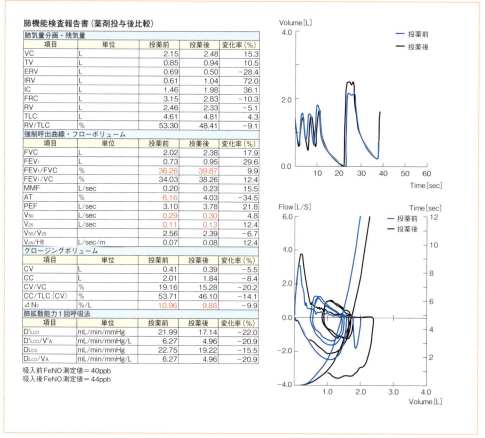

図1.3.2　症例7：肺機能検査気道可逆性試験

1.3 | 喘息COPDオーバーラップ症候群

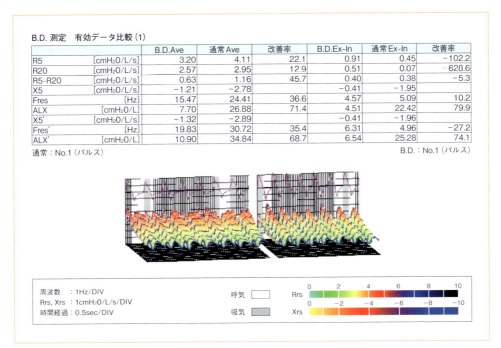

図1.3.3　症例7：呼吸抵抗検査気道可逆性試験

症例8：ACOS（気道可逆性試験陰性）

- 60歳台，男性。身長169.4cm，体重44.6kg，BSA 1.49m²

主　訴：体動時呼吸困難。喀痰が絡む。
現病歴：2年前より開業医で肺気腫と診断され治療中。今回，呼吸困難が強く，体重減少もあり，精査目的で紹介。呼吸困難は仕事上の重い荷物の上げ下ろしで自覚。検査のために吸入薬を中断すると息切れが強くなった。禁煙をトライしているがなかなか難しい。
既往歴：右耳にヘルペス，右難聴（50歳台）。　　**喫煙歴**：15本/日×43年。　　**職　歴**：トラック運転手
呼吸音：BS低下。　　**SpO₂**：91%（room air）
胸部X線：過膨張傾向。S/O肺気腫。左右下肺野に索状影。
胸部CT：両肺には下肺野優位に気腫性変化を認める。左肺下区には索状影を認め，板状無気肺や炎症後変化と考える。気管支内には喀痰貯留あり。縦隔・肺門部は有意なリンパ節腫脹を認めない。胸水なし。
血液検査：α1-AT　154mg/d

【呼吸機能検査所見と解説】（図1.3.4～1.3.6）

①肺気量分画

%VCは68.0%であり低下。%RVは214.3%，%TLCは120.8%，RV/TLCは162.2%と増加し，過膨張所見を認める。

②フローボリューム曲線

FEV_1/FVCは29.91%と低下，%FEV_1も22.2%と低下しており高度の気流閉塞障害を呈している。PEF，$\dot{V}_{50}$，$\dot{V}_{25}$は低下しており，フローボリューム曲線はTLC付近に低いピークを持ち急峻な低下後，低いフローが続く，典型的な閉塞性障害パターンを呈している。

③肺拡散能力

%D_{Lco}は44.1%，D_{Lco}/V_Aが1.18mL/min/mmHg/Lと拡散能力の低下を認める。

④肺内ガス分布

$⊿N_2$は9.45%と上昇し肺内ガス分布障害を示している。

⑤気道可逆性検査

FEV_1の変化率は13.1%，変化量90mLと変化率は12%以上だが，増加量は200mL以上を満たしていない。

⑥呼吸抵抗検査

周波数依存性，呼吸周波数依存性を認める。可逆性検査では，改善を認める。

⑦呼気一酸化窒素濃度（FeNO）検査

47ppbであり上昇を示す。

本症例はACOSと診断され，長時間作用性β2刺激薬（LABA）＋長時間作用性抗コリン薬（LAMA）＋吸入ステロイドの薬物治療が開始された。

1.3 | 喘息COPDオーバーラップ症候群

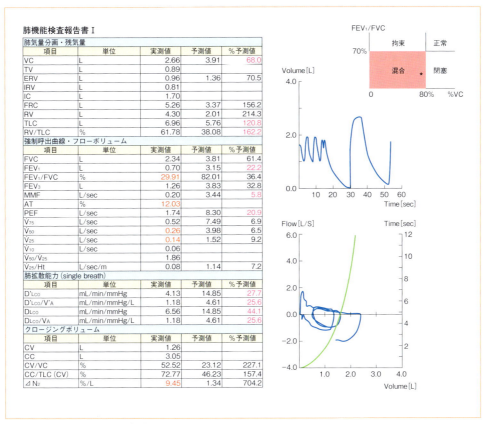

図1.3.4　症例8：呼吸機能検査

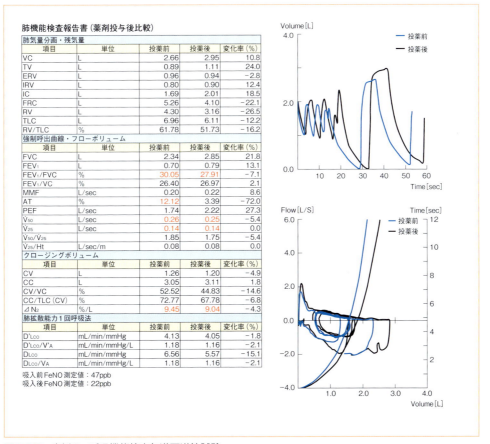

図1.3.5　症例8：呼吸機能検査気道可逆性試験

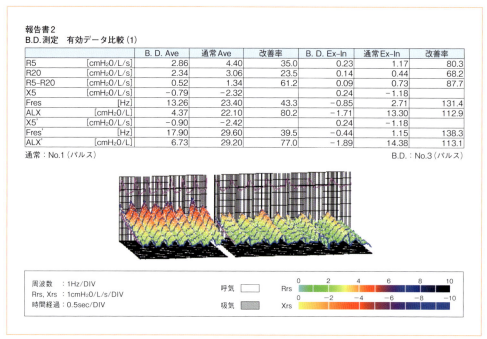

図1.3.6 症例8：呼吸抵抗検査気道可逆性試験

[藤澤義久]

参考文献

1) Louie S, Zeki AA, Schvo M, et al. The asthma-chronic obstructive pulmonary disease overlap syndrome: pharmacotherapeutic considerations. Expert Rev Clin Pharmacol. 2013; 6; 197-219
2) 喘息予防・管理ガイドライン2015作成委員会：喘息予防・管理ガイドライン2015, 協和企画, 東京, 2015.

1.4 びまん性汎細気管支炎

● 1. びまん性汎細気管支炎とは

びまん性汎細気管支炎（DPB）は日本人をはじめとする東アジア人に多く集積する慢性炎症性気道疾患である。わが国ではじめて概念が確立された疾患で，閉塞性肺疾患に分類される。

両肺びまん性に存在する呼吸細気管支領域の慢性炎症を特徴とし，病理組織学的には，呼吸細気管支を中心とした細気管支および細気管支周囲炎であり，リンパ球，形質細胞など円形細胞浸潤と泡沫細胞の集簇がみられる。しばしばリンパ濾胞形成を伴い，肉芽組織や瘢痕巣により呼吸細気管支の閉塞を来し，進行すると気管支拡張を生じる。

男女差はなく，40〜50歳での発症が多い。高率に慢性副鼻腔炎の既往あるいは併発が知られており，副鼻腔気管支症候群のカテゴリーに入る疾患である。欧米での報告は稀で，東南アジアに多いため遺伝子性素因の関与が示唆されている。

DPBの最も典型的な自覚症状は持続性の咳嗽，膿性喀痰である。疾患の進行に伴い，労作時息切れや呼吸困難などの症状が出現する。慢性副鼻腔炎の併発例では，膿性鼻汁や鼻閉を認める。

● 2. 検査所見

(1) 呼吸機能検査

FEV_1/FVC が70％未満の閉塞性換気障害が認められる。低酸素血症は比較的早くから認められ，重症になると高二酸化炭素血症を伴う。

(2) 血液検査

白血球の増加，CRP高値がしばしば認められ，寒冷凝集素値の持続高値が高い頻度で認められる。

(3) 画像検査

胸部X線画像で肺過膨張やびまん性散布性粒状影が認められる。病状が進行すると，気管支拡張や輪状陰影，線維化陰影も認められる。胸部HRCTでびまん性小葉中心性粒状影が認められる。分岐した線状陰影，気道の壁の肥厚や拡張像を認め診断上重要である。

(4) 喀痰検査

しばしば *Haemophilus influenzae*，*Streptococcus pneumoniae*，*Moraxella catarrhalis* などによる持続的な気道感染が認められるが，進行とともに *Pseudomonas aeruginosa* の持続感染が多くなる。

かつてDPBは気道感染による急性増悪を繰り返しながら，徐々に呼吸不全が進行し，やがて死に至る予後不良の疾患であった。しかし，エリスロマイシン療法が確立されてから，予後は飛躍的に改善した。DPBは早期に診断・治療開始されれば，ほぼ改善できる疾患となっている。

用語 びまん性汎細気管支炎（diffuse panbronchiolitis；DPB）

症例9：びまん性汎細気管支炎（DPB）

- 60歳台，男性。身長167.0cm，体重54.0kg，BSA 1.60m²

主　訴：咳がひどく，痰が多い。労作時の息切れ。
現病歴：胸部違和感あり，ECGにて非持続性心室頻拍を認め，ICD埋め込みについて循環器内科受診。5年前よりCOPDを指摘され他院でフォローされていたが，咳，痰が多く，労作時の呼吸困難も増強しているため，精査加療のため呼吸器内科紹介となった。
既往歴：結核（30歳台），胆摘（40歳台）。　　喫煙歴：25本/日×25年。45歳より禁煙。
アレルギー：非ピリン系アレルギー。　　　　呼吸音：fine crackle（＋）。
SpO_2：93%（room air），労作時80%台に低下。
胸部X線：両側下肺野，右上肺野に網状影。内側ではconsolidationも伴う。両側下肺野には気管支壁肥厚も認められる。
胸部CT：両側びまん性粒状影。右上葉にとくに強い。気管支拡張像（＋）。両側下葉はとくにvolume loss強い。
血液検査：WBC増加。CRP高値。BNP高値。　　動脈血液ガス（room air）：表1.4.1
喀痰検査：喀痰中より緑膿菌（＋）。

【呼吸機能検査所見と解説】（図1.4.1）

※肺機能検査中，咳（＋）。

①肺気量分画

%VCは79.5%であり軽度低下。%RVは85.8%，%TLCは82.7%，RV/TLCは97.9%であり正常範囲。病態によっては%VCが低下する場合もある。

②フローボリューム曲線

FEV_1/FVCは52.65%であり低下，%FEV_1も47.3%と低下しており高度の気流閉塞障害を呈している。PEF，$\dot{V}_{50}$，$\dot{V}_{25}$は低下しており，フローボリューム曲線は閉塞性障害パターンを呈している。

③肺拡散能力

%DL_{CO}は108.5%，DL_{CO}/VAは4.50mL/min/mmHg/Lであり拡散能力は正常範囲。呼吸細気管支領域の慢性炎症

表1.4.1　症例9：動脈血液ガス（room air）

pH	7.432
$PaCO_2$（Torr）	38.1
PaO_2（Torr）	60.5
HCO_3^-（mmol/L）	24.8
BE（mmol/L）	0.7
O_2CT（mL/dL）	17.2
O_2SAT（%）	92.1
A-aDO_2（Torr）	41.9

が特徴であり，肺拡散能力は正常の場合が多い。

喀痰検査で緑膿菌が検出され，呼吸機能検査，画像検査からDPBと診断され，エリスロマイシンの投与が開始された。

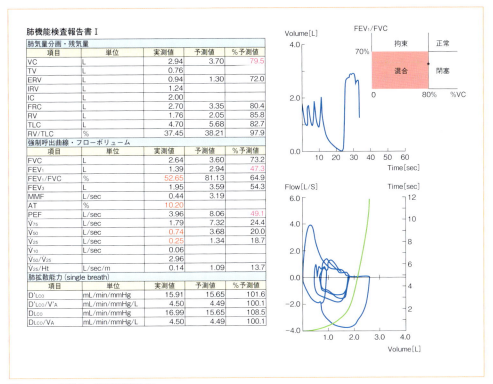

図1.4.1　症例9：呼吸機能検査

［藤澤義久］

参考文献

1) 中田紘一郎：DPBの診断指針改訂と重症度分類策定．厚生省特定疾患，呼吸器系疾患調査研究班，びまん性肺疾患分科会，平成10年度研究報告書．1999
2) JAID/JSC感染症治療ガイド・ガイドライン作成委員会：呼吸器感染症治療ガイドライン，日本感染症学会・日本化学療法学会，2014
3) びまん性肺疾患に対するエビデンスを構築する新規戦略的研究：平成26年度研究報告書：厚生労働科学研究委託業務難治性疾患実用化研究事業

1.5 骨髄移植後の閉塞性細気管支炎

● 1. 閉塞性細気管支炎とは

　骨髄移植を行うと，移植後肺合併症の1つとして，閉塞性細気管支炎（BO）が起こることが知られている。BOは細気管支領域の内腔が閉塞し，不可逆的な閉塞性換気障害を起こす。

　これは慢性の移植片対宿主病（GVHD）に関連して発症すると認識されており，慢性GVHDを発症した患者の5〜10％に発症すると報告がある。移植後100日前後以降の慢性期に比較的急激に進行し閉塞性換気障害を呈するが，拡散障害を来さないためDLcoは正常付近である。

　移植後BOの早期発見には，移植後に定期的な呼吸機能検査を行うことが重要である。

症例10：移植後BO

- 20歳台，男性。身長179.0cm，体重72.5kg

主　訴：呼吸困難。　　喫煙歴：なし。

【臨床経過と検査所見】

　リンパ芽球性リンパ腫に対する非血縁間骨髄移植の実施後に，BOを発症した症例である。

　図1.5.1が移植前の呼吸機能検査データである。Hb補正したD'Lcoは26.42mL/min/mmHg，85.9％であり，正常データである。移植後1年4カ月後のデータを図1.5.2に示す。％VCは103.6％，FEV_1/FVCは36.1％であり換気障害型の分類では閉塞性換気障害である。また％FEV_1は39.1％であり，フローボリューム曲線も下に凸の形状である。D'Lcoが68.4％と低下しているが，典型的なBOでは低下しない。

本症例のD'Lcoの低下は骨髄移植前の放射線による障害が考えられたが，明確な原因の特定はできなかった。

　また，BOの呼気CTではエアートラッピングのため，モザイクパターンが観察されるといわれているが，成人例ではこの所見がはっきりしない場合も多い。本症例でもはっきりしたモザイクパターンは観察されなかった。

　骨髄移植に関連するBOは，慢性のGVHDに関連して発症すると認識されており，移植後肺合併症のチェックとフォローには定期的な呼吸機能検査が重要である。

用語　閉塞性細気管支炎（bronchiolitis obliterans；BO），移植片対宿主病（graft versus host disease；GVHD）

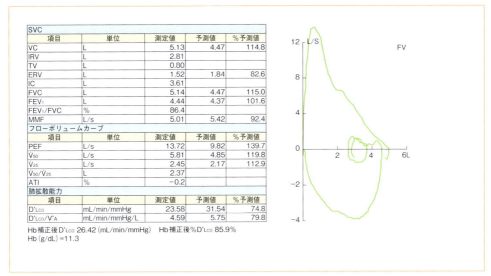

図1.5.1　症例10：骨髄移植前呼吸機能検査

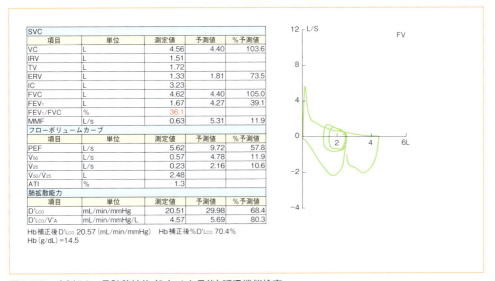

図1.5.2　症例10：骨髄移植後（1年4カ月後）呼吸機能検査

［山本雅史］

2章 拘束性肺疾患

章目次

- 2.1：特発性間質性肺炎総論 ……… 32
- 2.2：特発性肺線維症 ……… 33
- 2.3：膠原病肺 ……… 35
- 2.4：過敏性肺炎 ……… 37
- 2.5：薬剤性肺炎 ……… 40
- 2.6：PPFE ……… 44

SUMMARY

本章では，間質性肺炎，肺線維症，膠原病肺，過敏性肺炎，薬剤性肺炎，PPFEなどについて症例提示している。基本的な疾患に加え，拘束性換気障害を呈する疾患に膠原病があることや，肺炎にも抗原を吸入して起こる場合や薬剤による肺炎もあることを知っていただき，原因は何なのかを理解できるようになっていただきたい。

2.1 特発性間質性肺炎総論

表2.1.1 病名の分類

主要特発性間質性肺炎（major IIPs）
・慢性線維化性間質性肺炎 　IPF：idiopathic pulmonary fibrosis 　（特発性肺線維症） 　INSIP：idiopathic nonspecific interstitial pneumonia 　（特発性非特異性間質性肺炎） ・喫煙関連間質性肺炎 　RB-ILD：respiratory bronchiolitis associated interstitial lung disease 　（呼吸細気管支炎を伴う間質性肺炎） 　DIP：desquamative interstitial pneumonia 　（剥離性間質性肺炎） ・急性／亜急性間質性肺炎 　COP：cryptogenic organizing pneumonia 　（特発性器質化肺炎） 　AIP：acute interstitial pneumonia 　（急性間質性肺炎）
稀少特発性間質性肺炎（rare IIPs）
ILIP：idiopathic lymphocytic interstitial pneumonia 　（特発性リンパ球性間質性肺炎） IPPFE：idiopathic pleuropulmonary fibroelastosis 　（特発性pleuropulmonary fibroelastosis）
分類不能型間質性肺炎（unclassifiable IIPs）

（長尾大志：レジデントのためのやさしイイ呼吸器教室第2版，日本医事新報社，2015より引用）

表2.1.2 病理組織のパターン分類

UIP：usual interstitial pneumonia （通常型間質性肺炎） NSIP：nonspecific interstitial pneumonia （非特異性間質性肺炎） OP：organizing pneumonia （器質化肺炎） DAD：diffuse alveolar damage （びまん性肺胞障害） RB-ILD：respiratory bronchiolitis associated interstitial lung disease （呼吸細気管支炎を伴う間質性肺炎） DIP：desquamative interstitial pneumonia （剥離性間質性肺炎） LIP：lymphocytic interstitial pneumonia （リンパ球性間質性肺炎）

（長尾大志：レジデントのためのやさしイイ呼吸器教室第2版，日本医事新報社，2015より引用）

表2.1.3 病名・病理所見の対応表

病　名	病理所見
IPF：特発性肺線維症	UIP：通常型間質性肺炎
NSIP：非特異性間質性肺炎	NSIP：非特異性間質性肺炎
COP：特発性器質化肺炎	OP：器質化肺炎
AIP：急性間質性肺炎	DAD：びまん性肺胞障害
RB-ILD：呼吸細気管支炎を伴う間質性肺炎	RB-ILD：呼吸細気管支炎を伴う間質性肺炎
DIP：剥離性間質性肺炎	DIP：剥離性間質性肺炎
LIP：リンパ球性間質性肺炎	LIP：リンパ球性間質性肺炎

（長尾大志：レジデントのためのやさしイイ呼吸器教室第2版，日本医事新報社，2015より一部改変）

1. 間質性肺炎とは

間質性肺炎（IP）とは，間質（肺胞壁）の炎症性疾患に対する病理組織学的総称のことを指し，分類としては原因不明のものを特発性間質性肺炎（IIPs）といい，原因のわかっているものは，その原因によって膠原病性，薬物性，感染性，職業・環境などさまざまのものが含まれている。

IIPsの病名分類には表2.1.1に示すように2013年に改訂された国際分類があり，また病名に対応する病理所見は表2.1.2に示すような7つのパターン分類がある。病名と病理所見の対応表を表2.1.3に示す。

確定診断には，外科的肺生検（SLB）によって病理組織像でパターンを確認することが必要であるが，近年HRCT（高分解能CT）により多くの情報が得られるようになったことから，画像パターンから病理組織を推測し，病名診断を行うことが多くなっている。

［藤澤義久］

用語　間質性肺疾患（interstitial pneumonia；IP），特発性間質性肺炎（idiopathic interstitial pneumonitis；IIPs），外科的肺生検（surgical lung biopsy；SLB）

参考文献

1） 長尾大志：レジデントのためのやさしイイ呼吸器教室第2版，日本医事新報社，2015．

2.2 特発性肺線維症

● 1. 特発性肺線維症とは

特発性肺線維症（IPF）は慢性かつ進行性の経過をたどり，高度の線維化が進行して不可逆性の蜂巣肺形成を来す予後不良の疾患である。IIPsの中でもIPFは頻度が高く，有効な治療法が乏しいため，特別に他のIIPsと区別して取り上げなければならない。病理組織型は通常型間質性肺炎（UIP）である。したがって，UIPという病理組織を持つ原因不明の特発性間質性肺炎をIPFという。

● 2. 臨床症状

発症時の主症状は乾性咳嗽や労作時呼吸困難。肺底部の捻髪音（fine crackles, Velcro ラ音）は，80～90％に認められる。また，ばち状指は30～60％前後に認められる。

● 3. 検査所見

(1) 呼吸機能検査

スパイロメトリーは，VCやTLCなどが減少し拘束性換気障害が認められる。DL_{CO}は低下することが多く，通常では肺活量や全肺気量の減少よりも先にみられる。喫煙者では非喫煙者に比べ，気腫性病変を併発し，肺の縮小が妨げられることから比較的肺気量が保たれ，拘束性換気障害を呈さないことがある。

(2) 画像検査

HRCTで肺底部と胸膜直下優位に浸潤影，すりガラス影，蜂巣肺形成を認める。

● 4. 治療

進行すると，在宅酸素療法（HOT）を用いる。進行の程度が速い場合，抗線維化薬を用いる。

症例11：特発性肺線維症（IPF）

- 80歳台，男性。身長165.0cm，体重49.0kg，BSA 1.52m^2

主　訴：呼吸困難。
現病歴：5, 6年前から歩行時呼吸困難あり，徐々に悪化。近医を受診し肺線維症を疑われ，当院呼吸器内科受診。1カ月前より労作時呼吸困難が悪化しているとのこと。
既往歴：高血圧，胃潰瘍。　　家族歴：父 喘息，腎疾患。母 大腸癌。　　喫煙歴：20本/日×50年，13年前より禁煙。
アレルギー歴：なし。　　呼吸音：両側下肺野，吸気時にfine crackle。
SpO_2：86～89％（room air）　　HR：112回/min. sinus　　胸部X線：両側胸膜下に間質影広がっている。
胸部CT：両側肺，下肺優位に，典型的な蜂巣肺を認める。気腫あり。縦隔リンパ節の腫大を認める（図2.2.1）。
血液検査：KL-6，肺サーファクタント高値。　　動脈血液ガス（room air）：表2.2.1

用語　特発性肺線維症（idiopathic pulmonary fibrosis；IPF），通常型間質性肺炎（usual interstitial pneumonia；UIP），在宅酸素療法（home oxygen therapy；HPT）

2章　拘束性肺疾患

【呼吸機能検査所見と解説】（図2.2.2）

①肺気量分画

%VCは55.6%であり低下を認め，拘束性換気障害である。さらに%TLCも64.3%であり低下を認める。

②フローボリューム曲線

FEV_1/FVCは98.37%であり正常。フローボリューム曲線は上に凸の拘束性障害パターンを呈す。

③肺拡散能力

%D_{LCO}は18.7%，D_{LCO}/V_Aは0.67mL/min/mmHg/Lであり拡散能力の低下を認める。また，A-aDO_2が39.1Torrであり，拡散障害による開大を認める。

表2.2.1　症例11：動脈血液ガス（room air）

pH	7.443
$PaCO_2$ (Torr)	40.7
PaO_2 (Torr)	59.8
HCO_3^- (mmol/L)	27.2
BE (mmol/L)	2.9
O_2CT (mL/dL)	19.2
O_2SAT (%)	91.9
A-aDO_2 (Torr)	39.1

胸部X線で両側肺に網状影，CTで両側肺，下肺優位に蜂巣肺を認めた。呼吸機能検査では拘束性換気障害，拡散能力低下を認め，血液ガス検査では，Ⅰ型呼吸不全を認めた。

抗線維化薬は光線過敏症の副作用があるため，日常生活における苦痛を考え服用を拒否された。労作時呼吸苦，低酸素血症を認めており，心負荷軽減や耐運動能の改善にHOT使用となり，以降外来にてフォローとなった。

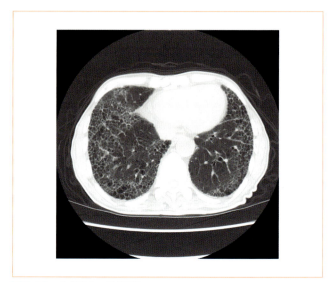

図2.2.1　症例11：CT画像

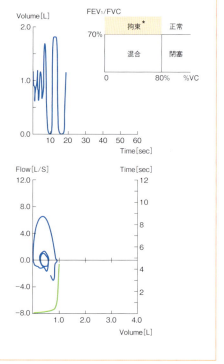

図2.2.2　症例11：呼吸機能検査

［藤澤義久］

参考文献

1) 日本呼吸器学会びまん性肺疾患診断・治療ガイドライン制作委員会：特発性間質性肺炎の診断・治療ガイドライン，南江堂，東京，2011．

2.3 膠原病肺

● 1. 膠原病肺とは

膠原病はさまざまな免疫異常で，自己抗体により組織や臓器を攻撃する自己免疫疾患に属する疾患群の総称であり，基本的に全身性炎症性疾患である．その病変部位は，全身の血管，結合組織であるため，これらが豊富に分布する呼吸器（気管支，肺，胸膜）はしばしば膠原病固有の病態による病変を示す．

膠原病のサブセットとして，慢性関節リウマチ，全身性エリテマトーデス，強皮症，皮膚筋炎，多発筋炎，混合性結合組織病，シェーグレン症候群などがある．これら起こりうる肺病変の種類と頻度を表2.3.1に示す．

● 2. 治 療

進行した場合には薬物治療が行われる．基本はステロイド薬や免疫抑制薬が投与される．進行した場合はHOTが必要となることもある．

表2.3.1 膠原病にみられる肺病変

疾患	間質性肺炎				肺高血圧	肺胞出血	細気管支炎	胸膜炎
	DAD	UIP	NAIP	OP				
RA	△	◎	◎	○			◎	○
SLE	△	△	△	△	△	○		◎
PM/DM	○※ADM	○	◎	○	△			
SSc		○	◎	△	◎			
シェーグレン症候群		○	○	○			○	○
MCTD	△	○	○		◎			○
ANCA関連肺疾患		△	○			◎		

◎特徴的／よくみられる　　○しばしばみられる　　△まれにみられる

RA：関節リウマチ，SLE：全身性エリテマトーデス，PM/DM：多発筋炎／皮膚筋炎，SSc：全身性強皮症，MCTD：混合性結合組織病，ANCA：抗好中球細胞質抗体，DAD：びまん性肺胞障害，UIP：通常型間質性肺炎，NSIP：非特異性間質性肺炎，OP：器質化肺炎，※ADM：amyopathic dermatomyositis 筋炎を欠くDM

（矢崎義雄（監修）：内科学 第10版，朝倉書店，2013より引用）

症例12：膠原病肺（関節リウマチに伴う）

- 50歳台，女性．身長168.2cm，体重64.4kg，BSA 1.73m²

主　訴：労作時息切れ．
現病歴：5年前に関節リウマチを指摘され，当院リウマチ外来で間質性肺炎像を認めた．呼吸器内科でフォローを続けていたが，心エコーにてTRPG61mmHgと高値でありBNP，KL-6も上昇を認めたため，精査加療目的にて入院となった．
既往歴：盲腸．　　**家族歴**：父 喘息，腎疾患．母 大腸癌．　　**喫煙歴**：なし．
職　歴：製造業の現場職．　　**アレルギー歴**：サバ，花粉症あり．
呼吸音：両側下肺野，吸気時終末優位にfine crackles　　**SpO₂**：95%（room air）
身体所見：両側手指先端やや腫脹．皮膚に硬化を認める．
胸部X線：肺の過膨張，縮小認めず．両側下肺野にすりガラス影を認める．
胸部CT：両側下肺野優位にすりガラス影，気管支拡張像を認める．
血液検査：Hb11.6g/dLであり正常．RBC，WBC，LDH，UN，CRE高値，BNP，KL-6，肺サーファクタント高値．
動脈血液ガス（room air）：表2.3.2
6分間歩行試験：442.5m歩行，min-SpO₂ 66%．労作時に低下を認める．
心エコー：wall motion：inferior（basal, mid），posterior（basal）phypokinesis，EF：52%，E/A：0.8，e/e'：16.4
右心カテーテル：PCWP 26mmHg，PA平均35mmHg，CO 3.77mL/min，PVR 191mmHg．酸素負荷にて明らかな変化認めず．

【呼吸機能検査所見と解説】（図2.3.1）

①肺気量分画

%VCは73.8%であり低下。%RVは57.8%であり低下を認め，拘束性換気障害である。さらに%TLCも77.1%であり低下を認める。

②フローボリューム曲線

FEV_1/FVCは82.46%と正常。フローボリューム曲線は上に凸の拘束性換気障害パターンを呈す。

③肺拡散能力

$\%DL_{CO}$は37.7%，DL_{CO}/V_Aは3.08mL/min/mmHg/Lであり拡散能力の低下を認める。また，$A\text{-}aDO_2$は23Torrであり，拡散障害による開大を認める。6分間歩行にてSpO_2低下を認め，入院後も労作時SpO_2低下が認められた。

心エコー，右心カテーテル検査で肺高血圧であるが，肺血管抵抗はさほど上昇しておらず，PAHは不定。体液貯留によるものと考える。肺高血圧症を認めたためHOT適応であり，安静時0.5L/min，労作時2L/minより導入開始された。以降外来にてフォローとなった。

表2.3.2　症例12：動脈血液ガス（room air）

pH	7.438
$PaCO_2$（Torr）	33.5
PaO_2（Torr）	84.8
HCO_3^-（mmol/L）	22.3
BE（mmol/L）	−0.9
O_2CT（mL/dL）	15.2
O_2SAT（%）	96.2
$A\text{-}aDO_2$（Torr）	23

肺機能検査報告書Ⅰ

項目	単位	実測値	予測値	%予測値
肺気量分画・残気量				
VC	L	2.35	3.19	73.8
TV	L	0.57		
ERV	L	0.89	1.12	79.7
IRV	L	0.89		
IC	L	1.46		
FRC	L	1.80	2.68	67.0
RV	L	0.90	1.56	57.8
TLC	L	3.26	4.22	77.1
RV/TLC	%	27.76	33.23	83.5
強制呼出曲線・フローボリューム				
項目	単位	実測値	予測値	%予測値
FVC	L	2.31	3.04	76.0
FEV_1	L	1.90	2.45	77.6
FEV_1/FVC	%	82.46	81.85	100.7
FEV_3	L	2.18	3.24	67.4
MMF	L/sec	2.10	3.00	69.9
AT	%	1.81		
PEF	L/sec	7.87	6.17	127.4
$\dot{V}_{75}$	L/sec	7.78	5.61	138.7
$\dot{V}_{50}$	L/sec	2.81	3.36	83.8
$\dot{V}_{25}$	L/sec	0.64	1.25	51.0
$\dot{V}_{10}$	L/sec	0.15		
$\dot{V}_{50}/\dot{V}_{25}$		4.42		
$\dot{V}_{25}$/Ht	L/sec/m	0.37	1.03	36.8
肺拡散能力（single breath）				
項目	単位	実測値	予測値	%予測値
$D'L_{CO}$	mL/min/mmHg	7.75	20.70	37.4
$D'L_{CO}/V'_A$	mL/min/mmHg/L	3.08	4.81	64.0
DL_{CO}	mL/min/mmHg	7.81	20.70	37.7
DL_{CO}/V_A	mL/min/mmHg/L	3.08	4.81	64.0

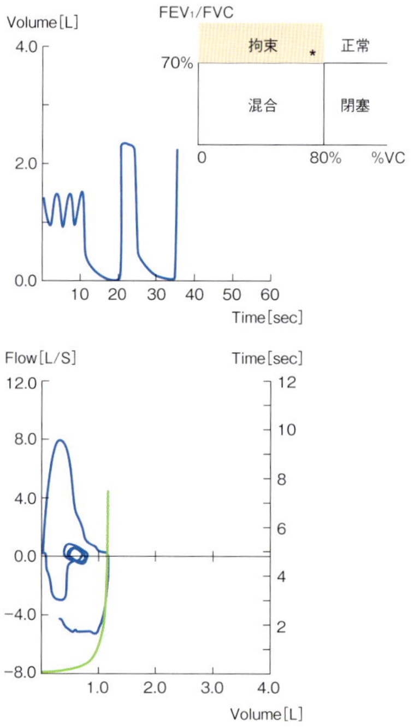

図2.3.1　症例12：呼吸機能検査

［藤澤義久］

📖 参考文献

1） 矢﨑義雄（総編）：内科学，第10版，朝倉書店，東京，2013.

2.4 過敏性肺炎

● 1. 過敏性肺炎とは

過敏性肺炎（HP）とは，周囲環境に存在する原因抗原を繰り返し吸入することによって誘起される肺の炎症である．病変は，抗原が沈着する細気管支より末梢の気道壁とその肺胞隔壁に起こる．急性型と慢性型があり，急性型が多い．急性型でもわが国の過敏性肺炎の7割を占める夏型過敏性肺炎が最も多く，木造家屋に居住し，在宅時間の長い主婦に多い．急性型の肺病変は可逆的であるが，一方慢性型は，少量の抗原に持続的に曝露されることによって緩徐に発症し，慢性線維化型の特発性間質性肺炎などに類似している．主な過敏性肺炎を表2.4.1に示す．

● 2. 臨床症状

発熱，咳，呼吸困難感，倦怠感などの症状．

● 3. 検査所見

(1) 呼吸機能検査

スパイロメトリーは，VCやTLCなどが減少し拘束性換気障害が認められる．DL_{CO}は低下することが多い．

表2.4.1 主な過敏性肺炎

1. 夏型過敏性肺炎
   最も多い過敏性肺炎（74.4%）．
   高温多湿な夏季に発症しやすく，冬季にはみられない．
   湿気の多い古い家屋を好む酵母様真菌である *Trichosporon* が抗原．
2. 農夫肺
   2番目に多い過敏性肺炎（8.1%）．
   北海道や岩手県の酪農家にみられ，干し草中の好熱性放線菌が抗原．
3. 換気装置肺炎（空調肺，加湿器肺）
   過敏性肺炎の4.3%．
   清掃を怠ったエアコン（空調）や加湿器に生じたカビ類を吸い込むことにより発症．
4. 鳥飼病
   過敏性肺炎の4.1%．
   鳩やインコなどの鳥類を飼育している環境で発症．抗原は鳥類の排泄物．
5. 職業性の過敏性肺炎
   キノコ栽培業者がキノコの胞子を吸入して生じる過敏性肺炎，ポリウレタンの原料であるイソシアネートを吸入して生じる過敏性肺炎など．

(2) 画像検査

胸部X線検査や胸部CTでは肺全体にすりガラスのような陰影を認める．

● 4. 治療

治療の基本は原因となっている抗原を避けること．症状が強い場合は入院してステロイド薬による治療を行う．

用語 過敏性肺炎（hypersensitivity pneumonitis；HP）

症例13：過敏性肺炎（HP）

- 60歳台，男性。身長161.1cm，体重60.0kg，BSA 1.63m²

主　訴：息苦しさ，夜になると喘鳴，発熱，動悸。
現病歴：1カ月前頃より息苦しさがあり持続，38度の発熱もあった。夜になると喘鳴があり，動悸もある。1日おきぐらいに高熱。風邪か糖尿病と思って放置していたが改善しないため来院。緑色の痰も出る。
既往歴：糖尿病（治療中）。　　家族歴：父 肺癌。　　喫煙歴：20本／日×37年，3年前より禁煙。
職　歴：3カ月前より木くずのチップを固めて製造する仕事。　ペット：なし。鳥の接触歴なし。羽毛布団も使用なし。
呼吸音：no rale　　　　SpO$_2$：95%（room air）　　身体所見：顔面やや赤い。四肢浮腫なし。
胸部X線：両側肺野にびまん性にすりガラス影を認める。
胸部CT：両肺野びまん性に小葉中心性の微細粒状影を認める。胸膜下には網状〜線状影もみられる（図2.4.1）。
血液検査：ANA陰性，IgG,A,M 正常
気管支鏡検査：声門〜気管〜左右気管支粘膜は，観察範囲内異常認めず。BAL 3.8×10^5/mL，neu 1, lym 60, eos 8, macro 31, CD4/8＝11/88，培養陰性。細胞診も上記と同様。

【呼吸機能検査所見と解説】（図2.4.2）

①肺気量分画

%VCは69.7%と低下し，拘束性換気障害を示す。%RVは96.6%，%TLCは80.3%で正常範囲内。

②フローボリューム曲線

FEV$_1$/FVCは84.67%と正常。フローボリューム曲線は上に凸の拘束性障害パターンを呈す。

③肺拡散能力

%DLcoは70.5%，DLco/VAが3.45mL/min/mmHg/Lであり拡散能力の低下を認める。

BALでCD8リンパ球優位の炎症があり，職業歴からも木くずについているカビが疑われたが，チャレンジテストは辞退された。1週間職場回避で改善傾向が認められ，現在マスク着用で安定している。

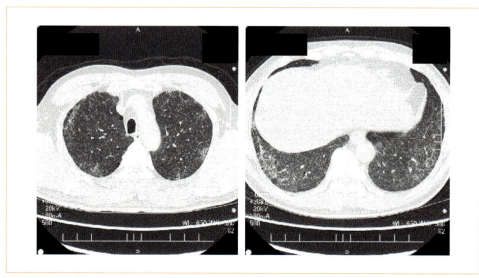

図2.4.1　症例13：CT画像

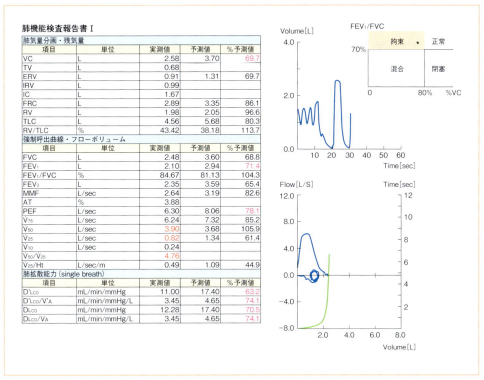

図2.4.2　症例13：呼吸機能検査

［藤澤義久］

参考文献

1) 清水喜八郎, 松島敏春, 佐々木英忠, 永井厚志：日常診療の手引き・呼吸器疾患, KK臨床医薬研究協会・明治製菓KK, 2002.

2.5 薬剤性肺炎

● 1. 薬剤性肺炎とは

薬剤性肺炎とは，薬剤投与中に起きた呼吸器系の障害の中で，薬剤と関連があるものと定義されている。薬剤投与中に間質の結合組織に炎症が起こり，慢性になると，肺の線維化が進む。

近年，開発されている抗癌剤（分子標的薬），抗リウマチ薬などの副作用として多くみられ，欧米人よりも日本人に発生頻度が高く，遺伝子的素因が考えられている。

薬剤投与から肺障害発症までの時間経過は，投与後数分以内に発症するものから，数年を経て発症するものまでさまざまである。通常，投与開始後2～3週間から2～3カ月で発症するケースが多い。

● 2. 臨床症状

息切れ・呼吸困難，乾性咳嗽，胸痛（胸膜炎，胸水貯留），喘鳴（気道病変），血痰（肺胞出血）などさまざまである。

● 3. 検査所見

(1) 呼吸機能検査

スパイロメトリーは，VCやTLCなどが減少し拘束性換気障害が認められる。DL_{CO}の低下が認められる。

(2) 動脈血液ガス

PaO_2の低下が認められる。

(3) 画像検査

胸部X線検査や胸部CTでは肺全体にすりガラスのような陰影を認める。

● 4. 治療

薬剤性間質性肺炎の治療の原則は原因薬剤の中止である。軽度の間質性肺炎は原因薬剤の中止のみで改善することがある。重篤な間質性肺炎において，薬剤中止により改善しない場合にはステロイド療法が有効である。

症例14：薬剤性肺炎

- 50歳台，女性。身長166.0cm，体重48.3kg，BSA 1.52m^2

主　訴：食欲不振，体重減少。
現病歴：4カ月前より食欲不振，体重減少あり。近医を受診され悪性リンパ腫の疑いで当院血液内科に紹介となり，外科的生検による病理組織学的診断にてホジキンリンパ腫と診断された。今回AVBD（ドキソルビシン，ブレオマイシン，ビンブラスチン，ダカルバジン）療法加療のために入院となった。
既往歴：糖尿病（治療中）。　　**喫煙歴**：なし。　　**アレルギー歴**：タミフル，ハウスダスト。
呼吸音：no rale　　　　　　　**身体所見**：背部に皮疹跡の色素沈着あり。四肢浮腫なし。
胸部X線：両側肺尖に斑状瘢痕影疑う。心拡大なし。胸水なし。
入院後臨床経過：AVBD療法開始，2コース目後のCT検査にて腫瘍の縮小を認めたことからAVBD療法を4コースまで継続。3カ月後4コース目を開始した。2日後より空咳あり，4日後のCT検査にて間質性肺炎が疑われ，呼吸器内科にコンサルテーションされた。
呼吸音：fine crackle 背側優位。　**胸部CT**：両肺背側優位にすりガラス影，線状影が増強（図2.5.1）。
血液検査：ブレオマイシンDLST陽性

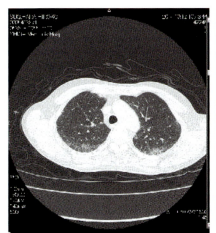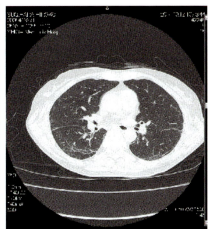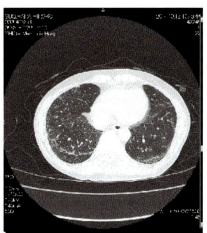

図2.5.1　症例14：入院時CT画像

2章 拘束性肺疾患

【呼吸機能検査所見と解説】（図2.5.2）

①肺気量分画

%VCは75.0％と低下し，拘束性換気障害を呈す。%RVは92.1％，%TLCは90.2％であり正常。

②フローボリューム曲線

FEV_1/FVCは78.72％であり正常。換気分類は拘束性換気障害を示している。

③肺拡散能力

%DL_{CO}は61.1％，DL_{CO}/VAが3.21mL/min/mmHg/Lであり拡散能力の低下を認める。

ブレオマイシンによる薬剤性間質性肺炎と診断され，化学療法中止し，ステロイド療法が開始された。

肺機能検査報告書Ⅰ

肺気量分画・残気量

項目	単位	実測値	予測値	%予測値
VC	L	2.31	3.08	75.0
TV	L	0.85		
ERV	L	0.90	1.10	81.8
IRV	L	0.56		
IC	L	1.41		
FRC	L	2.35	2.67	87.8
RV	L	1.45	1.57	92.1
TLC	L	3.76	4.17	90.2
RV/TLC	%	38.56	33.26	115.9

強制呼出曲線・フローボリューム

項目	単位	実測値	予測値	%予測値
FVC	L	2.35	2.93	80.3
FEV_1	L	1.85	2.36	78.5
FEV_1/FVC	%	78.72	81.50	96.5
FEV_3	L	2.24	3.08	72.6
MMF	L/sec	1.63	2.88	56.5
AT	%	-1.73		
PEF	L/sec	5.54	6.06	91.4
$\dot{V}_{75}$	L/sec	4.80	5.51	87.1
$\dot{V}_{50}$	L/sec	2.01	3.24	61.9
$\dot{V}_{25}$	L/sec	0.64	1.19	53.9
$\dot{V}_{10}$	L/sec	0.19		
$\dot{V}_{50}/\dot{V}_{25}$		3.14		
$\dot{V}_{25}$/Ht	L/sec/m	0.38	1.01	38.2

肺拡散能力（single breath）

項目	単位	実測値	予測値	%予測値
D'_{LCO}	mL/min/mmHg	9.75	17.18	56.7
D'_{LCO}/V'_A	mL/min/mmHg/L	3.21	4.74	67.6
DL_{CO}	mL/min/mmHg	10.50	17.18	61.1
DL_{CO}/VA	mL/min/mmHg/L	3.21	4.74	67.6

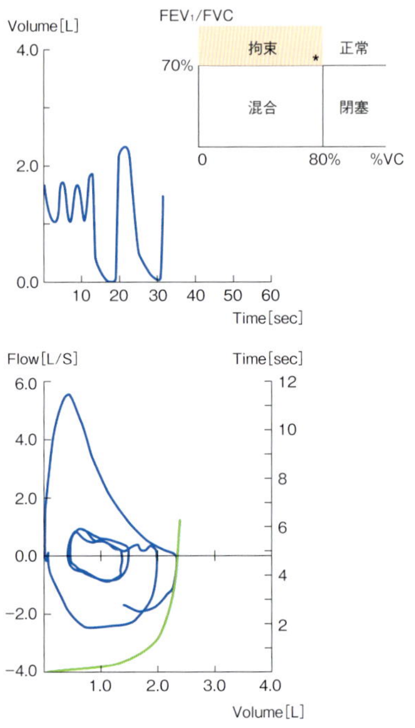

図2.5.2 症例14：呼吸機能検査

【治療開始後の呼吸機能検査所見と解説】（図2.5.3，2.5.4）

①CT

治療開始後のCTでは，肺野背側のすりガラス影は軽快傾向。かなり陰影は消退しているが，背側肺の線状影，網状影は残存している。

②肺気量分画

%VCは75.0%から81.8%と回復。%TLCも90.2%から95.5%と増加。

③フローボリューム曲線

FEV_1/FVCは81.67%と正常。%FEV_1は87.0%と正常。換気分類は正常。

④肺拡散能力

%D_{Lco}は61.1%から74.0%，D_{Lco}/V_Aが3.21mL/min/mmHg/Lから4.16mL/min/mmHg/Lとなり拡散能力の改善を認めた。

すりガラス陰影も改善がみられ，ステロイドを段階的に減量，中止後にAd療法として再開された。

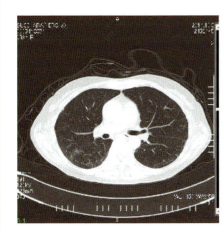
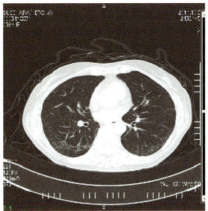
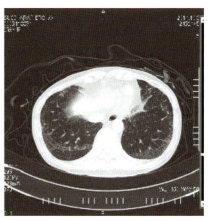

図2.5.3　症例14：治療開始後CT画像

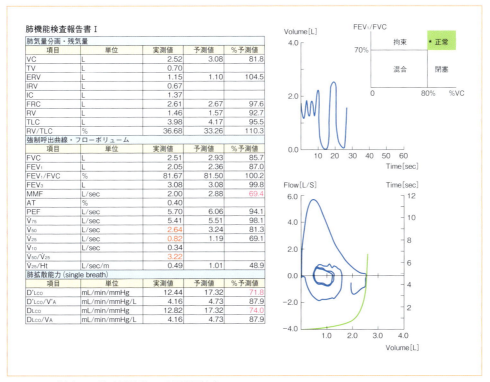

図2.5.4　症例14：治療開始後の呼吸機能検査

［藤澤義久］

参考文献

1) 日本呼吸器学会薬剤性肺障害の診断・治療の手引き作成委員会：薬剤性肺障害の診断・治療の手引き，メディカルレビュー社，東京，2013．

2.6 PPFE

● 1. PPFEとは

2013年ATS/ERSから特発性間質性肺炎の国際分類の改訂版[1])が発表され，rare IIPsの1つとしてidiopathic pleuroparenchymal fibroelastosis (idiopathic PPFE) が取り上げられた。

正式な和名はまだないが，以前より特発性上葉限局型肺線維症 (IPUF)，または特発性上葉優位型肺線維症 (idiopathic pulmonary upper lobe dominant fibrosis) とよばれ発表されてきた疾患群と同様のものであると考えられている。

本疾患群は，通常のIPFとは異なり，上葉有意に病変の主座があり，胸膜下の線維化，膠原線維で満たされた肺胞などを組織学的な特徴とする。臨床的には痩せ，扁平胸郭が特徴である。呼吸機能検査の特徴としては，他の間質性肺炎とほぼ同様であるが，短期間で急速な肺気量 (FVC, TLCなど) の低下を来すことが多いこと，拡散障害の程度は比較的軽いこと，また早期から残気率の増加を示すケースが多いとされる。

症例15：PPFE

- 60歳台，男性。身長165.5cm，体重38.9kg，BMI 14.2kg/m² (4年12月時)

喫煙歴：13本/日×37年，既喫煙者。
現病歴：00年頃，健康診断にて胸部異常影の指摘あり。

【呼吸機能検査所見と解説】 (図2.6.1, 2.6.2)

3年8月の呼吸機能検査所見では，%VCは58.6%，FEV₁/FVCは98.5%と拘束性換気障害を呈している。肺気量分画はTLCの低下を認め，RV/TLCは50.4%と増加。また%DLcoは78.7%と軽度低下を示しており，%VCの低下にしては拡散障害の程度は軽い。

呼吸機能検査の経過をみると，VCは2.21L (3年8月) → 1.63L (4年8月) → 1.19L (4年12月) と短期間に急激な低下を示している (図2.6.3)。

また，TLCも4.28L (3年8月) → 3.12L (4年12月) と低下を示し，RV/TLCは50.4% (3年8月) → 63.3% (4年12月) と増加している。同時にBMIは16.2kg/m² (3年8月) → 15.4kg/m² (4年8月) → 14.2kg/m² (4年12月) と減少している。

【胸部CT所見】 (図2.6.4, 2.6.5)

3年8月の胸部CTでは，両側上葉有意の胸膜肥厚および胸膜下の浸潤影，牽引性の気管支拡張像を特徴とする。とくに左肺尖部にはブラもみられ，周囲に浸潤影と気管支拡張像がみられる。両側下葉では，蜂巣肺などUIPに特徴的な所見は認めない。また上葉以外では比較的肺実質は保たれている。

4年12月の胸部CTでは，3年8月よりも右肺尖部の浸潤影の増強，および左肺尖部のブラの増大が認められる。左下葉のブラも増大し，肺野の陰影も悪化も認める。

用語 特発性上葉限局型肺線維症 (idiopathic pulmonary upper lobe fibrosis；IPUF)

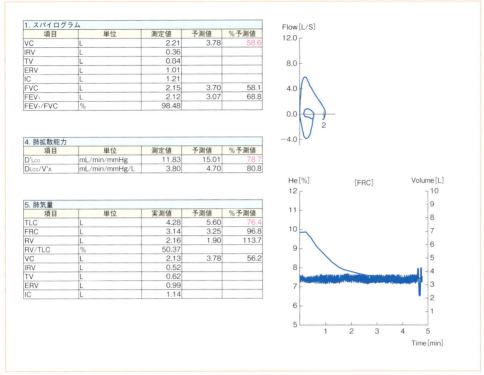

図2.6.1　症例15：呼吸機能検査（3年8月）

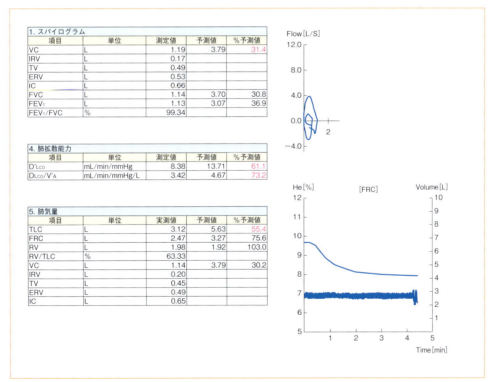

図2.6.2　症例15：呼吸機能検査（4年12月）

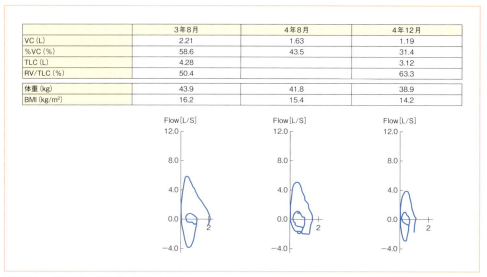

図2.6.3　症例15：呼吸機能検査の経過

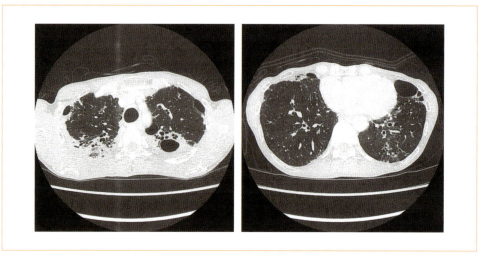

図2.6.4　症例15：胸部CT（3年8月）

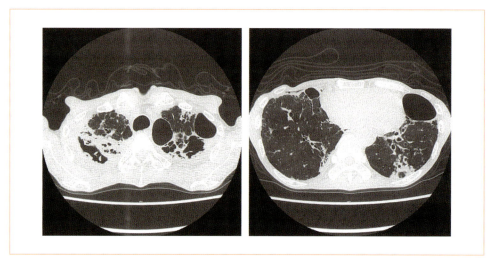

図2.6.5　症例15：胸部CT（4年12月）

［山本雅史］

参考文献

1) Travis WD, Costabel U, Hansell DM, et al; ATS/ERS Committee on Idiopathic Interstitial Pneumonias. An official American Thoracic Society/European Respiratory Society statement: update of the international multidisciplinary classification of the idiopathic interstitial pneumonias. Am J Respir Crit Care Med. 2013; 188(6): 733-748.

3章 気腫合併肺線維症

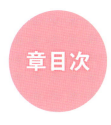
章目次

3.1：気腫合併肺線維症 …………………… 48

SUMMARY

　気腫合併肺線維症は，2005年にCottinらが肺気腫と間質性肺炎を合併している病態（combined pulmonary fibrosis and emphysema；CPFE）を発表してから知られるようになった病名であり，実際に検査に携わる臨床検査技師には知っておいてもらいたい疾患である。肺気腫と間質性肺炎が混在している疾患のため，スパイロメトリーだけでは相殺された検査結果となり気づかないという特徴がある。
　本章では，CT画像での所見や血液ガス所見，呼吸機能検査所見の時系列変化，右心カテーテル検査結果などを示しながら解説していく。

3.1 気腫合併肺線維症

1. 気腫合併肺線維症とは

気腫合併肺線維症（CPFE）は，1つの肺に肺気腫と間質性肺炎が共存する病態であり，そのかかわり方はさまざまである。上肺優位に気腫化病変，下肺優位に間質性肺炎が存在するケースが多い（図3.1.1）。フローボリューム曲線などのスパイロメトリーの異常は，比較的軽度となることが多いが，拡散障害が強く低酸素血症が強い。

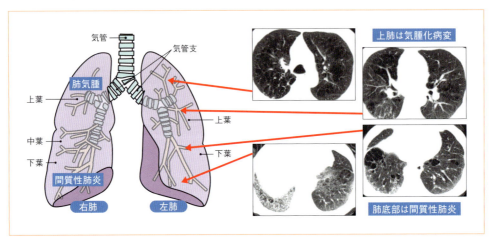

図3.1.1　CPFE

症例16：気腫合併肺線維症（CPFE）

- 80歳台，男性。身長154.2cm，体重56.8kg，BMI 23.9kg/m²

既往歴：急性虫垂炎，胃潰瘍，大腸ポリープ。
家族歴：特記事項なし。　　喫煙歴：40本/日×55年，73歳で禁煙。
現病歴：0年頃　　　　COPDといわれた
　　　　7年～　　　　チオトロピウム開始
　　　　10年～　　　　利尿剤開始
　　　　10年11月　　　在宅酸素療法開始
　　　　12年12月～　　シルデナフィル開始
身体所見（12年12月）：血圧107/69mmHg，呼吸数12/min
心　音：Ⅱ音亢進，胸骨左縁にⅡ/Ⅵの収縮期雑音。　　呼吸音：両下肺野背側 fine crackle。

【呼吸機能検査所見と解説】（図3.1.2，表3.1.1）
①肺気量分画・フローボリューム曲線
　%VCは94.6%であり正常。FEV_1/FVCは66.5%と低下し，閉塞性換気障害を呈している。また気管支拡張薬吸入後%FEV_1は85.9%でありCOPD病期分類では軽症である。%TLCなど他の肺気量分画はほぼ正常範囲にあり，過膨張所見などは認めない。

②肺拡散能力
　%D'_{LCO}は19.9%，%D'_{LCO}/$V'A$が16.4%と高度に低下。
③気道可逆性検査（サルブタモール）
　FEV_1の改善量10mL，改善率は0.7%と気道可逆性は認めない。
④呼気一酸化窒素濃度（FeNO）検査
　14ppbであり正常。

用語　気腫合併肺線維症（combined pulmonary fibrosis and emphysema；CPFE）

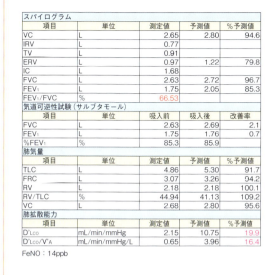
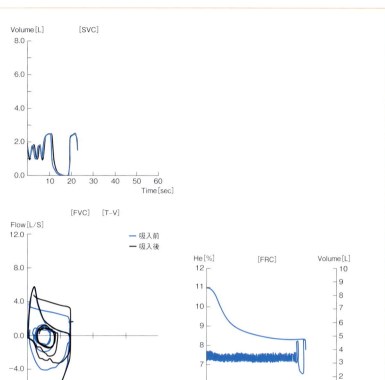

図3.1.2　症例16：呼吸機能検査（12年12月）

⑤血液ガス分析

3L/min酸素投与でPaO₂が75.0Torr，SpO₂が93％であり低酸素血症を呈している。

本症例は，CPFEとよばれる疾患であり，上肺優位に閉塞性肺疾患である肺気腫，下肺優位に拘束性肺疾患である間質性肺炎が存在する病態である。しかし，それらの疾患の関わる程度はさまざまであり，呼吸機能検査のデータも一様ではないことが予想されるが，この症例は両疾患の影響が出ているケースであると思われる。

この疾患の特徴は，スパイロメトリーでは軽度の閉塞性換気障害など，比較的軽症レベルの所見であるが，拡散障害が非常に強く，D'Lcoが著しく低下することが多い。そのため強い低酸素血症を伴い，労作時呼吸困難も強い。

なぜ，スパイロメトリーが軽症レベルですむか？　ということだが，図3.1.3のように，1つの肺の中で「閉塞性」と「拘束性」の相反することが起きると，COPDと間質性肺炎それぞれの障害の程度が相殺されるのである。しかし，肺拡散能力については両疾患ともに低下を示すので，

表3.1.1　症例16：血液ガス分析と経皮的動脈血酸素飽和度（SpO₂）

血液ガス　酸素3L/min　鼻カヌラ	
pH	7.454
PaCO₂（Torr）	37.1
PaO₂（Torr）	75.0
HCO₃⁻（mmol/L）	25.6
SpO₂（％）	93（労作時にはSpO₂ 70台も）

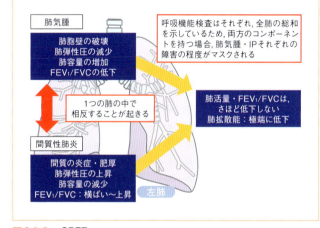

図3.1.3　CPFE

％D'Lcoは19.9％と低値を示している。

この症例の呼吸機能検査の時系列変化をみていただきたい（図3.1.4）。2年当初はCOPDとしてフォローされており，2年～12年までのVCとFEV₁/FVCの変化は，VCが3.37L（109.4％）から2.65L（94.6％），FEV₁/FVCが51.9％から66.5％となっている。つまり，2年はCOPDが主体で閉塞性のコンポーネントが強いが，徐々に間質性肺炎病変が活動性を増し，肺弾性収縮力が増加しVC低下，FEV₁/FVC上昇を来している。その影響で，もともとCOPDが原因で閉塞性パターンをとっていたフローボリューム曲線の波形も，間質性肺炎が進行するに従い「下に凸」のパターン

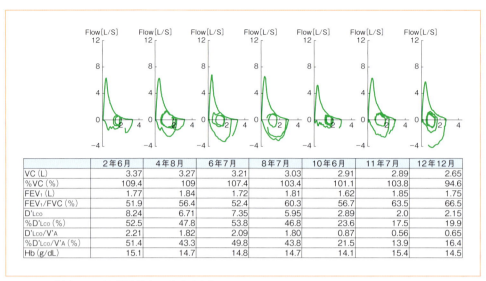

図3.1.4　症例16：呼吸機能検査の時系列変化

表3.1.2　症例16：右心カテーテル検査（12年12月）

PAP　68/32（47）mmHg
PVR　857dyn・s・cm^{-5}

が徐々に緩和されているのがわかる。

しかし，ここでこの症例の拡散障害について説明しなくてはならない。COPDや間質性肺炎などの肺疾患は進行すると，肺高血圧症を合併するケースがあり，この症例はCPFEに肺高血圧症を合併している。右心カテーテル検査の結果を表3.1.2に示す。PAPが47mmHgで25mmHg以上と肺動脈圧が上昇，PVR 857dyn・s・cm^{-5}と肺血管抵抗も上昇しており，肺高血圧症を示す所見である。また12誘導心電図でも右心負荷を示す所見がみられた。8年から11年の間に%VCやFEV$_1$/FVCが大きく低下していないにもかかわらず，%D'Lcoが46.8%から17.5%へと大きく低下しているのは，この肺高血圧症の合併がこのタイミングであることを示唆する。

【まとめ】

呼吸機能検査のデータは全肺の総和を示しているため，同時に拘束性・閉塞性のコンポーネントをもつ疾患が同居する場合，それぞれの障害は相殺される。この場合，スパイロメトリーのみを実施していたら「軽度の閉塞性換気障害」と判定されるため，本来の肺の重症度を反映しない。つまりスクリーニングとしてのスパイロメトリーの限界であり，症状とスパイロメトリーの結果が一致しない場合は，肺CTや動脈血液ガス，肺拡散能力などの詳細な検査も視野に入れることが重要である。

検査室ノート　喫煙歴の表示の仕方

喫煙指数にはブリンクマンインデックス（BI）とPack-yearsという2つの表現がある。BIは「1日あたりのタバコの本数×喫煙年数」，Pack-yearsは「1日あたりのタバコの箱数（本数を20で除す）×喫煙年数」という計算になる。つまり，「本数か箱数」か，という違いである。
例）タバコを1日あたり40本，30年間喫煙。
BI：40本×30年＝1200　　　　Pack-years：40本÷20×30年＝60

▶使い分け

主に日本語論文などの日本語の文献ではBIを使用し，英論文など国際的な文献ではPack-yearsを用いる。

［山本雅史］

用語　ブリンクマンインデックス（brinkmann index；BI），肺動脈圧（pulmonary arterial pressure；PAP），肺血管抵抗（pulmonary vascular resistance；PVR）

4章 肥満症

章目次

4.1：肥満症 …………………………… 52

SUMMARY

"肥満症"は疾患として取り扱われ、呼吸機能検査に影響を与える代表的な疾患に肥満低換気症候群がある。肥満により腹腔内圧が高くなることにより横隔膜が挙上されるため、肺気量分画において予備呼気量、機能的残気量が減少する。治療方法は減量が第1であり、ダイエットによる体重減少により、呼吸機能状態を良くすることである。

本章を例に、肥満によっても、呼吸機能検査結果が変化することを覚えておいていただきたい。

4.1 肥満症

1. 肥満症とは

「肥満」とは太っている状態であって，疾患ではない。肥満であるかどうかは体脂肪量により決定されるが，体脂肪量を測る簡便な方法がないため，指標として肥満度指数（BMI）が世界的に広く用いられており，WHOではBMI 30以上が肥満とされている。一方，日本ではBMI 25以上を肥満としている（図4.1.1）。これは日本肥満学会が定義した基準で，日本人はBMI 25を超えたあたりから，耐糖能障害，脂質異常症，高血圧といった合併症の発症頻度が高まることが理由である。

「肥満症」とは肥満に起因，関連する健康障害を有するか，そうした健康障害が予測される内臓脂肪が過剰に蓄積した場合で，減量治療を必要とする状態のことである。肥満は疾患ではないが，肥満症は疾患であり，医学的に治療が必要となる。呼吸機能検査においても，肥満による肺気量分画に与える影響は大きい。

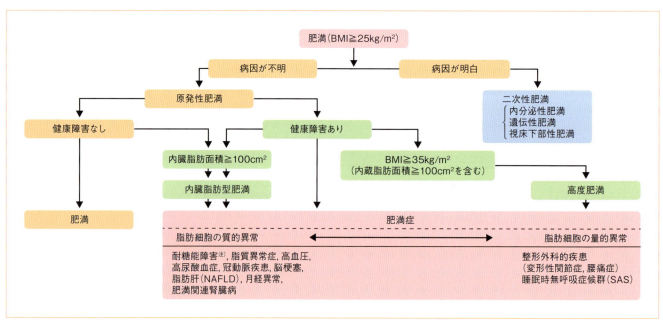

図4.1.1　肥満症診断のフローチャート
注）2型糖尿病・耐糖能異常を含む。
11の肥満関連疾患（耐糖能障害，脂質異常症，高血圧，高尿酸血症・痛風，冠動脈疾患，脳梗塞，脂肪肝，月経異常及び妊娠合併症，睡眠時無呼吸症候群・肥満低換気症候群，整形外科的疾患，肥満関連腎臓病）のうち1つ以上の健康障害を有する。

（日本肥満学会：肥満症診断基準2011より引用）

呼吸機能検査に影響を及ぼす代表的な疾患が肥満低換気症候群である。肥満低換気症候群とは，肥満（BMI 30以上）と慢性の高二酸化炭素血症を伴う病的状態をいい，そのほとんどが，睡眠中に何らかの原因で呼吸が停止する睡眠時無呼吸症候群を伴う。

肥満低換気症候群は，喉の辺りの空気の通り道が閉塞することによって起こる。肥満があると，舌を含めて上気道の軟部組織も増えるため，軌道が狭くなることに加え腹部肥満などによる呼気予備量，機能的残気量の低下に代表される肺機能の低下などがあるためである。また脂肪細胞から分泌されるレプチンには呼吸刺激作用があるが，肥満の場合にはレプチン抵抗性の状態になるため，高二酸化炭素血症を招きやすいという報告もある。

2. 診断基準

問診で睡眠時無呼吸症候群が疑われる場合，簡易睡眠検査，ポリソムノグラフィーという入院して行われる精密検査に進む。ポリソムノグラフィーから得られた無呼吸低呼吸指数が1時間あたり5回以上ある場合には，睡眠時無呼

用語　肥満度指数（body mass index；BMI）

吸症候群と診断され，無呼吸低呼吸が5～15回は軽症，15～30回は中等症，30回以上は重症とされる。

肥満低換気症候群の診断には以下の4点をすべて満たすことが必要となる。

> a. 高度の肥満（BMI 30以上）
> b. 日中の高度の傾眠
> c. 慢性の高二酸化炭素血症すなわち，高炭酸ガス血症（$PaCO_2$：45Torr以上）が検査で確認されていること
> d. 睡眠呼吸障害が重症以上（無呼吸低呼吸指数が30回以上であるなど）

肥満に加えて，日中の傾眠傾向，起床時の頭痛，チアノーゼなどが認められることがあるほか，右心不全のある場合には頸動脈怒張，下肢の浮腫がみられる。夜間睡眠中には大きないびきが急に静かになり，その後突然大きないびきが始まるような状態がみられることがあるが，いびきが静かになったときが無呼吸発作と考えられる。本人は眠っているのでほとんど気づくことはなく，家族や同室者に睡眠中の呼吸異常を指摘されるのがほとんどである。また，睡眠中の頻回なる覚醒，頻尿などがみられる。精神的な症状としては記憶力の低下，性格の変化，疲れやすい，うつ傾向などの症状がみられることもある。

● 3.治療と改善

根本的な治療法は減量である。体重減少によって呼吸困難を解消し，血圧の低下，眠りの質の向上を図る。主として食事療法と薬物療法を行うことになるが，外科的な減量手術も検討する場合がある。呼吸補助療法としては，睡眠時無呼吸合併例に対する持続陽圧療法（CPAP）がある。鼻または顔マスクを介して上気道内腔の圧を持続的に陽圧にして気道虚脱を防ぐもので，中等，重症の睡眠時無呼吸例には保険適用で使用できる。呼吸不全を伴う重症例にはマスク人工呼吸（在宅人工呼吸）のほか，外科的療法として緊急時には気管挿管，人工呼吸を行うこともある。

症例17：肥満症①

- 50歳台，男性。身長170cm，体重131kg，BMI 45.3，BSA 2.37m^2

主 訴：労作時呼吸困難。
現病歴：高校時，体重は100kgで同居家人にいびきを指摘されていた。
　　　　X年　労作時の息切れと日中の眠気を自覚し始めた。
　　　　X年6月頃から労作時呼吸困難が増悪した。同年，労作時呼吸困難が改善せず（mMRC grade3），近医を受診したところ，著明な低酸素血症を認めたが，急性左心不全の関与は否定的であった。
既往歴：43歳，高血圧，高尿酸血症。
薬 歴：アムロジピン，テルミサルタン，ユビデカレノン，フェブキソスタット。
喫煙歴：50本／日（20～48歳）。　　　　　　　　　　　　飲 酒：ビール 350mL/日（20～50歳）。
主な入院時所見：身長170cm，体重142.5kg，BMI 49.3kg/m^2，腹囲150cm　BT 37.1℃
　　　　　　　　PBP 154/101mmHg，SpO_2 98%（mask O_2 3.0L/min）
聴 診：心音に異常なし。肺音は強制呼気時に両側肺野で軽度wheezes聴取。
身体所見：腹部膨隆著明，圧痛はない。両下腿浮腫あり。　　神経学的所見：異常なし。
心電図検査：HR67 軽度の左軸変位がある。
心エコー所見：EF 59%，LAD 52mm，LVDd 60mm，LVDs 41mm，MR none，AR none，TR trivial，PR none，
　　　　　　　IVC 17mm・呼吸性変動軽度，ΔP（TR）計測不可

✎ **用語** 持続陽圧療法（continuous positive airway pressure；CPAP），mMRC（the modified british medical research council），駆出率（ejection fraction；EF），左房径（left atrial dimension；LAD），左室拡張末期径（left ventricular end-diastolic dimension；LVDd），左室収縮末期径（left ventricular end-systolic dimension；LVDs），僧帽弁逆流症（mitral regurgitation；MR），大動脈弁閉鎖不全症（aortic regurgitation；AR），三尖弁逆流症（tricuspid regurgitation；TR），肺動脈弁閉鎖不全症（pulmonic regurgitation；PR），下大静脈（inferior vena cava；IVC）

【呼吸機能検査所見と解説】（図4.1.2）

①肺気量分画，フローボリューム曲線

%VCは74.3%と低下し，ERVも0.65Lと低下している。FEV_1/FVCは81.1%であり正常。FRCは2.21Lと軽度低下，RV 1.55L，TLC 4.71L，CC 2.17Lであり，軽度の拘束性換気障害を認める。

②肺内ガス分布

ΔN_2は1.13%であり肺内ガス分布は正常。

③肺拡散能力

DL_{CO}は22.81mL/min/mmHg（%DL_{CO}72.0），DL_{CO}/V_Aは6.09mL/min/mmHg/L（% DL_{CO}/V_A 121.7%）と軽度低下し拡散障害を考える。

④呼吸抵抗検査

4.1cmH_2O/L/sec。

【半年後の呼吸機能検査所見と解説】（図4.1.3）

検査の間は，酸素2.0L吸いながら検査を実施。半年後にダイエットにて減量に成功し，170cm，113kg，BMI 39.1，BSA 2.22m^{2}となった。

①肺気量分画，フローボリューム曲線

%VCは90.6%と正常。FEV_1/FVCの80.3%は正常である。ERV 1.18L，FRC 2.70L，RV 1.51L，TLC 5.33Lと正常であった。

②肺内ガス分布

ΔN_2は0.83%と肺内ガス分布は正常。CCは2.33Lであった。

③肺拡散能力

DL_{CO}は21.74mL/min/mmHg（%DL_{CO} 74.7%）と軽度低下，DL_{CO}/V_Aは5.01mL/min/mmHg/L（% DL_{CO}/V_A 100.8%）と拡散障害を認めない。

④呼吸抵抗検査

2.6cmH_2O/L/sec。

肺気量分画・残気量					
	単位	マーク	実測値	予測値	%予測値
VC	L	↓	3.15	4.24	74.3
TV	L		0.38		
ERV	L		0.65	1.48	44.2
IRV	L		2.12		
IC	L		2.50		
FRC	L	↓	2.21	3.26	67.6
RV	L		1.55	1.78	87.0
TLC	L		4.71	5.78	81.4
RV/TLC	%	↑	33.02	21.49	153.6
強制呼出曲線・フローボリューム					
	単位	マーク	実測値	予測値	%予測値
FVC	L		2.95	4.24	69.6
FEV_1	L	↓	2.40	3.20	74.9
FEV_1/FVC	%		81.13	73.14	110.9
FEV_1/VC	%		76.05		
MMF	L/sec	↓	2.35	4.07	57.6
AT	%		6.26		
PEF	L/sec		11.22	8.66	129.6
$\dot{V}_{75}$	L/sec		9.80	7.78	126.0
$\dot{V}_{50}$	L/sec		3.23	5.25	61.5
$\dot{V}_{25}$	L/sec		0.85	2.31	36.6
$\dot{V}_{50}/\dot{V}_{25}$			3.81		
$\dot{V}_{25}$/Ht	L/sec/m		0.49	1.28	39.0
OI			3.52		
分時・最大換気量					
	単位	マーク	実測値	予測値	%予測値
MV	L/min		12.37		
RR			21.68		
MVV	L/min		102.70	143.15	71.7
クロージング					
	単位	マーク	実測値	予測値	%予測値
CV	L		0.62		
CC	L		2.17		
CV/VC	%		19.66	18.41	106.7
CC/TLC	%	↑	46.19	39.68	116.3
CC/FRC	%		76.12		
ΔN_2	%		1.13		
肺拡散能力1回呼吸法					
	単位	マーク	実測値	予測値	%予測値
DL_{CO}	mL/min/mmHg		22.81	27.71	82.2
DL_{CO} (Burrows)	mL/min/mmHg	↓	22.81	31.64	72.0
DL_{CO}/V_A	mL/min/mmHg/L		4.96	4.95	100.2
DL_{CO}/V_A (Burrows)	mL/min/mmHg/L		6.09	5.00	121.7
オフラインデータ					
pH		7.395			
PaO_2		52.4mmHg			
$PaCO_2$		54.3mmHg			
SaO_2		85.9%			
Base Excess		6.1mmol/L			
HCO_3^-		32.5mmol/L			
$A-aDO_2$		32.2mmHg			
Hb		17.2g/dL			
Rrs		4.1cmH_2O/L/S			

検査の合間に酸素2.0L吸入しながら検査しました。
努力していただきましたが，FVCがVCに及びませんでした。

じん肺法判定
F(%VC)　(−)　F(FEV_1/FVC)　(−)　F($\dot{V}_{25}$/Ht)　(++)

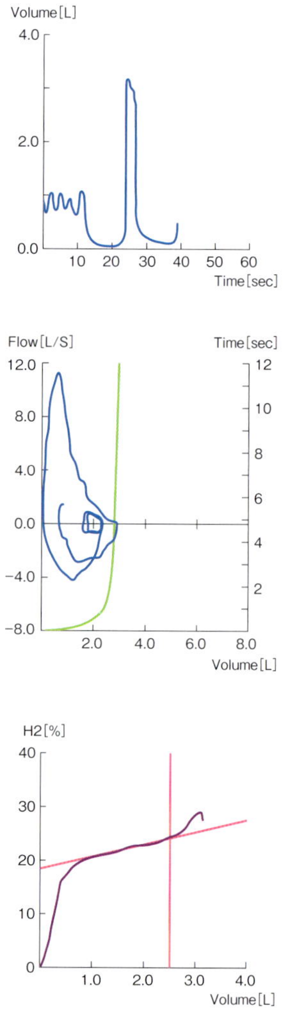

図4.1.2　症例17：呼吸機能検査

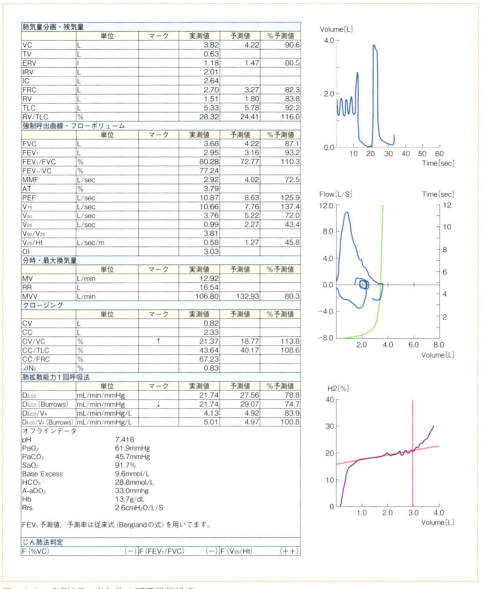

図4.1.3　症例17：半年後の呼吸機能検査

4章　肥満症

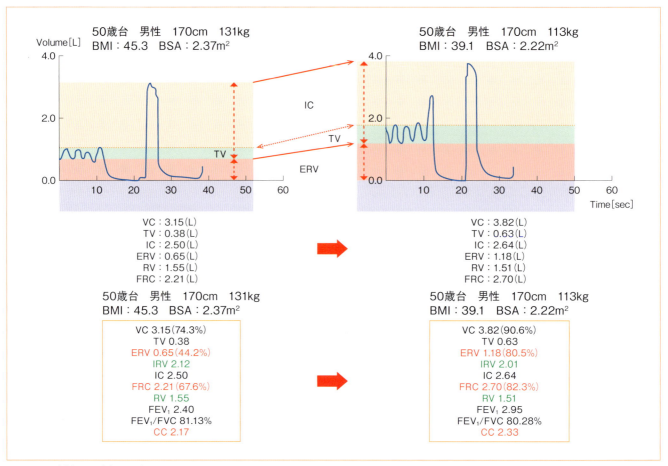

図4.1.4　症例17：半年間の経過

CC 2.17L→2.33L，FRC 2.21L→2.70Lと改善している。またERVも0.65L→1.18Lと改善している（図4.1.4）。

本例は，肥満低換気症候群の症例である。肥満では，腹腔内圧が高くなり胸壁より軟らかい横隔膜が挙上されるため，坐位から仰臥位への体位交換に伴うFRCの減少が認められた。肥満では坐位ですでにFRCないしERVがかなり減少している。

本例のように，FRCがCCより小さく，ないし差がなくなるのは，よく肥満で起こる現象である。

検査室ノート　肥満の程度と肺気量

Lebrancら[1]は呼気予備量（ERV）がクロージング・ボリューム（CV）より相対的に小さくなる，すなわちFRCがクロージング・キャパシティ（CC）より小さくなる年齢は測定する体位により異なり，坐位で65歳，仰臥位で44歳と報告している。これは仰臥位では，より末梢気道の閉塞にもとづくガス交換障害と換気の不均等分布，その結果としての低酸素血症を容易に来しやすいことを示している。一般に，肥満者では腹腔内圧が高くなり胸壁より軟らかい横隔膜が挙上されるため，坐位から仰臥位への体位交換に伴うFRCの減少は著明とされる。しかし，過度の肥満では坐位ですでにFRCないしERVがかなり減少しており，仰臥位をとっても，もはやFRCないしはERVが減少する余地がなくこの差はほとんどないとする報告がある[2]。

今回の症例では，肥満者はERV，FRCが減少傾向であった。肥満の程度と肺気量の間には一定の相関があると報告されている[3]。

用語　呼気予備量（exipiratory reverse volume；ERV），クロージング・ボリューム（closing volume；CV），クロージング・キャパシティ（closing capacity；CC）

症例18：肥満症②

- 60歳台，男性。身長164.0cm，体重72kg，BMI 26.8，BSA 1.78m^2

【呼吸機能検査所見と解説】（図4.1.5）

①肺気量分画，フローボリューム曲線
　%VC 99.6%，FEV$_1$/FVC 73.5%で正常である。FRC 2.84L，RV 2.04L，ERV 0.80L，TLC 5.30Lと正常範囲である。

②肺内ガス分布
　⊿N$_2$は1.81%であり，肺内ガス分布は正常であった。

③肺拡散能力
　DLcoは14.46mL/min/mmHg（%DLco 80.4%），DLco/VAは3.39mL/min/mmHg/L（% DLco/VA 76.5%）と拡散障害を認めない。

④呼吸抵抗検査
　4.9cmH$_2$O/L/sec，FRC 2.84L，CC 2.80Lであった。

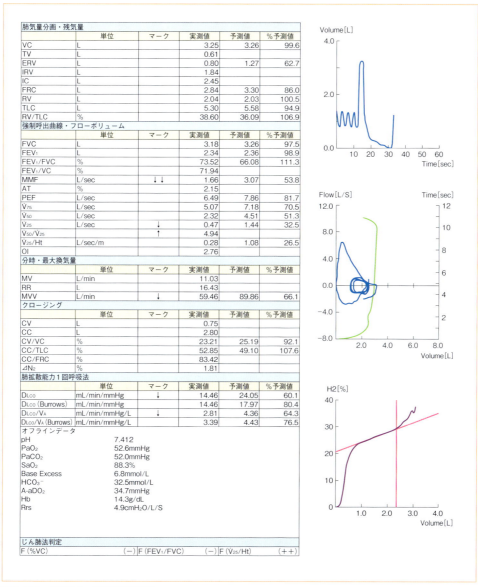

図4.1.5　症例18：呼吸機能検査

【2年後の呼吸機能検査所見と解説】（図4.1.6，4.1.7）

2年後，12.0kgの体重減少に成功し，160.2cm，60kg，BMI 23.4，BSA 1.65m^{2}となった。

①肺気量分画，フローボリューム曲線

%VC 118.0%，FEV_1/FVC 74.4%で正常である。

FRC 3.24L，RV 1.41L，ERV 1.83L，TLC 5.37Lと残気量で軽度減少がみられた。

②肺内ガス分布

⊿N_2は1.20%であり，肺内ガス分布は正常であった。

③肺拡散能力

D_{LCO}は14.39mL/min/mmHg（%D_{LCO} 93.8%），D_{LCO}/VAは3.31mL/min/mmHg/L（% D_{LCO}/VA 75.7%）と拡散障害を認めない。

④呼吸抵抗検査

2.8cmH_2O/L/sec，CC 2.25L，FRC 2.84L→3.24Lと改善している。またERVも0.80L→1.83Lと改善している。

本例は，肥満低換気症候群の症例である。肥満では腹腔内圧が高くなり胸壁より軟らかい横隔膜が挙上されるため，坐位から仰臥位への体位交換に伴うFRCの減少が認められた。肥満では坐位ですでに，FRCないしERVがかなり減少している。本例のように，FRCがCCより小さく，ないし差がなくなるのは，肥満でよく起こる現象である。

肺気量分画・残気量	単位	マーク	実測値	予測値	%予測値
VC	L		3.96	3.35	118.0
TV	L		0.53		
ERV	L		1.83	1.23	148.7
IRV	L		1.59		
IC	L		2.13		
FRC	L		3.24	3.26	99.4
RV	L	↓	1.41	2.03	69.4
TLC	L		5.37	5.47	98.0
RV/TLC	%	↓	26.23	38.29	68.5

強制呼出曲線・フローボリューム	単位	マーク	実測値	予測値	%予測値
FVC	L		3.91	3.35	116.5
FEV_1	L		2.91	2.20	132.4
FEV_1/FVC	%		74.40	65.31	113.9
FEV_1/VC	%		73.42		
MMF	L/sec	↓	1.97	2.92	67.5
AT	%		1.33		
PEF	L/sec		9.57	7.64	125.2
$\dot{V}_{75}$	L/sec		7.04	7.04	100.0
$\dot{V}_{50}$	L/sec		3.97	4.37	90.7
$\dot{V}_{25}$	L/sec	↓	0.34	1.31	26.0
$\dot{V}_{50}/\dot{V}_{25}$		↑	11.57		
$\dot{V}_{25}$/Ht	L/sec/m		0.21	1.06	20.1
OI			2.70		

分時・最大換気量	単位	マーク	実測値	予測値	%予測値
MV	L/min		9.39		
RR	L		14.31		
MVV	L/min		76.02	81.08	93.7

クロージング	単位	マーク	実測値	予測値	%予測値
CV	L		0.84		
CC	L		2.25		
CV/VC	%		21.23	25.91	81.9
CC/TLC	%		41.89	50.09	83.6
CC/FRC	%		56.44		
⊿N_2	%		1.20	1.42	84.6

肺拡散能力1回呼吸法	単位	マーク	実測値	予測値	%予測値
D_{LCO}	mL/min/mmHg	↓	14.39	23.34	61.6
D_{LCO}（Burrows）	mL/min/mmHg		14.39	15.32	93.8
D_{LCO}/V_A	mL/min/mmHg/L	↓	2.70	4.30	62.8
D_{LCO}/V_A（Burrows）	mL/min/mmHg/L		3.31	4.37	75.7

オフラインデータ	
pH	7.398
PaO_2	71.7mmHg
$PaCO_2$	47.4mmHg
SaO_2	94.3%
Base Excess	3.5mmol/L
HCO_3^-	28.6mmol/L
A-aDO_2	21.2mmHg
Hb	12.9g/dL
Rrs	2.8cmH_2O/L/S

じん肺法判定					
F（%VC）	（−）	F（FEV_1/FVC）	（−）	F（$\dot{V}_{25}$/Ht）	（++）

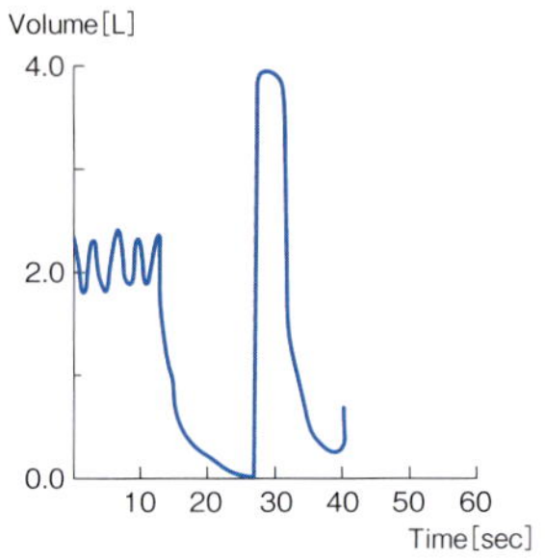

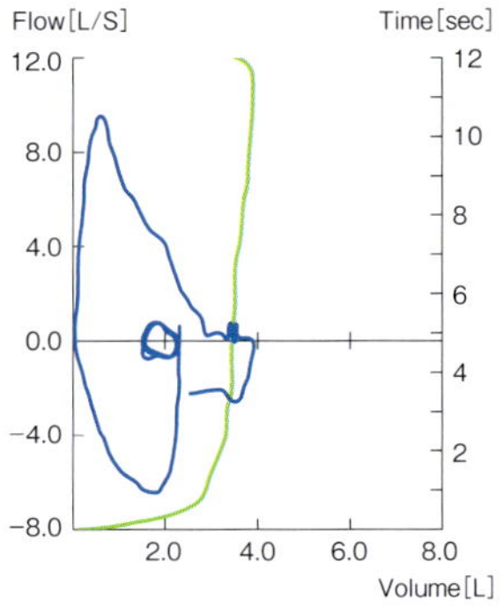

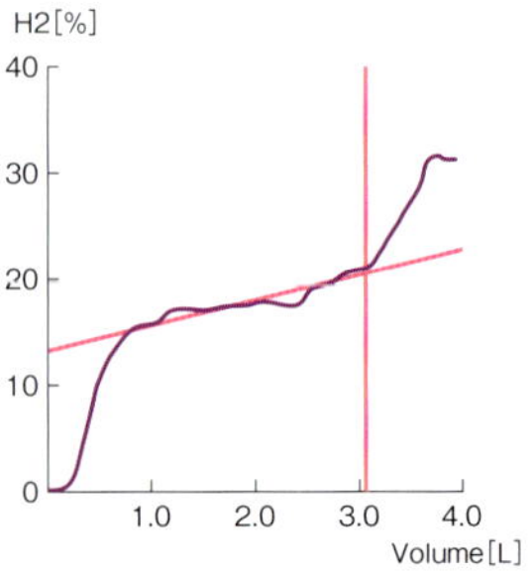

図4.1.6　症例18：2年後の呼吸機能検査

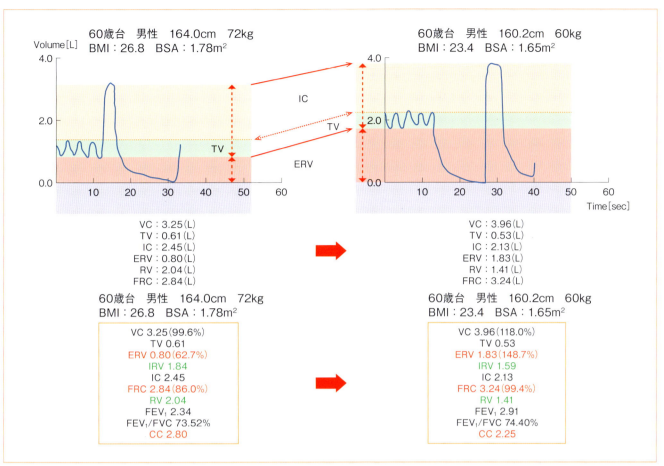

図4.1.7　症例18：2年間の経過

［高谷恒範］

参考文献

1) Lebranc, P., Ruff, F. & Milic-Emili, J.: Effects of age and body position on gairway closure" in man. J. Appl. Physiol., 28: 448, 1970.
2) Barlett, H.L. & Buskirk, ER: Body composition and the expiratory reserve volume in lean and obese men and women. Int. J. Obesity, 7 :339, 1982.
3) 秋葉 裕, 他：閉塞型睡眠時無呼吸症候群患者の肺機能と睡眠時呼吸異常について, 日胸疾会誌　1995；33(1).

5章 じん肺症

章目次

5.1：じん肺症 …………………………… 62

SUMMARY

　じん肺には，珪肺，石綿肺，滑石肺，アルミニウム肺，アーク溶接工肺，炭肺などがあるが，実際に呼吸機能検査を行う機会が少ない臨床検査技師も多いかと思う。呼吸機能検査所見に特徴的な障害パターンはないため，胸部X線やCT画像の所見，職業などの情報を入手する必要があることを覚えておいていただきたい。

5.1 じん肺症

1. じん肺症とは

じん肺症とは，粉じんや微粒子を長期間吸入することにより，肺に粉じんが蓄積し，肺の線維化，気管支炎，気管支拡張などを起こす。じん肺の代表的なものとしては，珪肺（遊離珪酸），石綿肺（アスベスト）の2つがある。他に，滑石肺（けい酸化合物），アルミニウム肺（アルミニウム），アーク溶接工肺（酸化鉄），炭肺（炭粉）などが知られている。

鉱山，石綿を扱う職場，石工，金属の粉末に曝露される職場などで粉じんを長期間吸引することにより発症する。粉じんの種類，曝露期間によって肺障害の程度は変わってくる。じん肺にはそのほかに，肺気腫，結核，気胸，肺癌などを合併することも指摘されている。

2. 臨床症状

初期には自覚症状はなく，病状の進行に伴い，咳，痰，息切れが出現する。

3. 検査所見

(1) 呼吸機能検査

特徴的な障害パターンはなく，拘束性換気障害や閉塞性換気障害，また肺拡散能力の低下などがみられる。

(2) 画像検査

初期にはほとんど異常はみられない。その後は粒状陰影や不整陰影，塊状陰影などさまざまな陰影がみられる。

症例19：じん肺症

- 80歳台，男性。身長155.0cm，体重85.0kg，BSA 1.84m^2

主　訴：発熱，呼吸苦。
現病歴：狭心症にて当院循環器内科受診。発熱，呼吸困難，心不全状態を認め入院。胸部CTにて右上肺野に小粒状影を認め，じん肺が疑われ，肺疾患の精査目的にて呼吸器内科紹介となった。日常，階段を上がったりすると息切れを感じる。咳，痰はほとんど出ない。
既往歴：肺炎，網膜剥離，顔面神経麻痺。
職　歴：陶器職人（12歳から）。
呼吸音：両側下肺でfine crackles。
喫煙歴：20本/日×27年，30年前より禁煙。
粉塵曝露：あり。
SpO$_2$：96%（room air）
胸部X線：心拡大あり。肺門を中心に肺紋理不鮮明。気道壁肥厚。右肺野透過性低下，上肺では小斑状影，中下肺で粒状影疑い。左肺にも粒状影疑い。右肋横隔角純，少量胸水。
胸部CT：右上葉に多数粒状影認める。気管支血管周囲束の肥厚認める。左上肺にも極小さな粒状影認める。肺門，縦隔リンパ節腫大を認める。縦隔リンパ節は淡い石灰化あり。

【呼吸機能検査所見】（図5.1.1）
①肺気量分画
　%VCは95.7%であり正常。%TLCや残気率（RV/TLC）も正常範囲内。
②フローボリューム曲線
　FEV_1/FVCは62.36%であり低下，%FEV_1は78.8%と軽度低下しており，閉塞性換気障害を呈している。MMF，PEF，$\dot{V}_{50}$，$\dot{V}_{25}$はすべて低下しており，フローボリューム曲線は下に凸の閉塞性換気障害パターンを呈している。

③肺拡散能力
　%D_{Lco}は77.2%と軽度低下，D_{Lco}/V_Aが3.17mL/min/mmHg/Lと低下を認める。

【解説】
　じん肺症，COPDと診断され長時間作用型の抗コリン薬（LAMA）の気管支拡張薬の吸入，息切れのときは短時間作用型β2刺激薬（SABA）を吸入することで，経過観察となった。

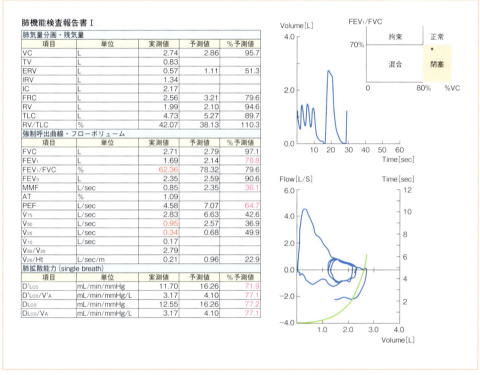

図5.1.1　症例19：呼吸機能検査

［藤澤義久］

用語　長時間作用型抗コリン薬（long acting muscarinic antagonist；LAMA），短時間作用型β2刺激薬（short acting beta2 agonist；SABA）

6章 サルコイドーシス

章目次

6.1：サルコイドーシス ……………… 66

SUMMARY

　肺サルコイドーシスは，比較的遭遇する機会の多い疾患である。病状の進行度合いにより呼吸機能検査所見は異なることを覚えていただき，肺サルコイドーシスの診断や重症度の判定に有用な検査に，胸部X線やCT，血液検査，気管支鏡検査，シンチグラムなどがあることを知識として蓄えていただきたい。

6.1 サルコイドーシス

● 1. サルコイドーシスとは

サルコイドーシスは，炎症細胞が集積した類上皮細胞肉芽腫が形成される疾患。肺門部リンパ節腫脹および肺野病変，皮膚，関節および眼症状にて初発することが多く，多くは肺病変を形成するといわれている。肺サルコイドーシスの症状は，全身に現れる肉芽腫疾患であるため，関節や皮膚などの初発症状から，少しずつ症状が移行し，肺へ病変を形成していくのが特徴である。

● 2. 臨床症状

臨床症状は多彩であり，無症状のものから，急激な経過をたどり死に至るものもある。診断時には眼症状（霧視，羞明，飛蚊，視力低下など）で発見されることが最も多く，次いで皮疹，咳，全身倦怠が多い。

● 3. 検査所見

(1) 呼吸機能検査

初期ではしばしば正常であるが，進行期ではVC，TLCなどの各肺気量の減少を認め，拘束性換気障害を示す。また，腫大したリンパ節による気道の圧排，とくに末梢気道を中心とした気道の肉芽腫病変の形成・線維化が主な原因のため，閉塞性換気障害を認める場合もある。間質の線維化が進行すると，ガス交換障害が顕著となり肺拡散能力の低下を認める。

(2) 画像検査

胸部X線検査もしくはCT検査でのすりガラス状陰影を認める。

(3) 病理組織診断

気管支鏡検査による経気管支肺生検は，正確さが90%で最も優れた方法である。

(4) サルコイドーシスの診断や重症度の判定に有用な他の方法

血液中のアンジオテンシン変換酵素（ACE）の濃度の測定，肺洗浄を行った液体の検査，全身のガリウムスキャンなど。

症例20：サルコイドーシス

- 60歳台，女性。身長161.1cm，体重64.3kg，BSA 1.68m^2

主 訴：咳嗽，労作時呼吸困難。
現病歴：6年前より眼科にてサルコイドーシスに対してステロイド治療を受けていた。その際にも一度胸部異常陰影を指摘されていた。その後軽快しており，肺病変については経過観察されていた。最近になり，咳嗽，労作時呼吸困難の増悪があり，当院呼吸器内科紹介となった。
既往歴：甲状腺腫，子宮頸癌，胆石，卵巣腫瘍，VSAによる心内膜下梗塞，両側下腿表在静脈瘤。
喫煙歴：20本／日×15年，33年前に禁煙。　　　　　　　　アレルギー歴：特記事項なし。
呼吸音：両側下肺優位にfine crackles　　　SpO$_2$：95%（room air）　　　　　　　　mMRC：3
胸部X線：両肺野に下葉優位に網状影あり。上中葉優位に粒状影あり。
胸部CT：両肺とも下肺野優位に末梢気管支血管束周囲および胸膜下に網状影，すりガラス影，牽引性気管支拡張を認める。小葉間隔壁の肥厚あり。葉間胸膜上に粒状影あり。縦隔・肺門リンパ節腫大あり。
血液検査：ACE 33.5U/L，KL-6 2217.0U/mL，肺サーファクタント 164と高値。
　　　　　Speckle pattern, Nucleol pattern陽性の抗核抗体を1280倍認める。
気管支鏡検査：BAL・TBLBでは組織内に肉芽腫を認めないが，リンパ球優位・CD4/8の上昇を認める。

用語　アンジオテンシン変換酵素（angiotensin-converting enzyme；ACE）

【呼吸機能検査所見と解説】（図6.1.1）
①肺気量分画
　%VCは74.5%，%RVは68.7%，%TLCは78.9%と低下。拘束性換気障害を認める。
②フローボリューム曲線
　FEV_1/FVCは81.92%，%FEV_1は81.7%であり正常。換気分類は拘束性換気障害を示している。
③肺拡散能力
　%D_{LCO}は42.7%，D_{LCO}/V_Aが3.27mL/min/mmHg/Lであり拡散能力の低下を認める。

　呼吸機能検査では拘束性換気障害，拡散能力低下を認める。BAL・TBLBでは組織内に肉芽腫を認めないが，リンパ球優位・CD4/8の上昇を認め，肺野型サルコイドーシスと考えられる。しかし抗核抗体上昇しており肺野先行型のNSIPの可能性もあるため，胸腔鏡下肺生検を行い病理診断からサルコイドーシスと診断された。

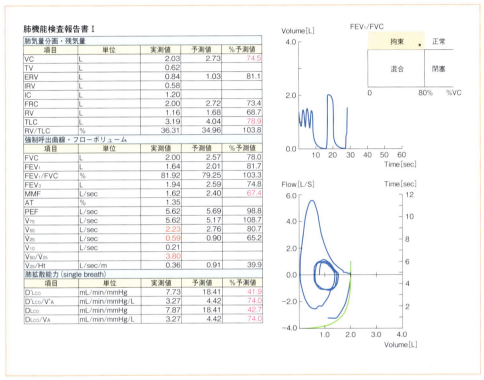

図6.1.1　症例20：呼吸機能検査

［藤澤義久］

7章 特発性肺動脈性肺高血圧症

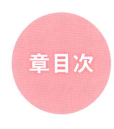

章目次

7.1：特発性肺動脈性肺高血圧症………70

SUMMARY

　肺高血圧症治療ガイドラインによって第1群に分類される肺動脈性肺高血圧症（PAH）は，治療方法の発展もめざましく，遭遇することの多い疾患であるため，定義・病態・検査所見を理解していただきたい。精密肺機能検査にて肺拡散能力は低下し，高度に障害される場合には肺高血圧症を視野に入れて検査する必要がある。肺血管抵抗が増加し肺動脈圧が上昇するため，右心系に負荷がかかる病態を呈する。非侵襲的な心エコー図検査にてスクリーニングし，右心カテーテル検査にて重症度や治療効果を判定できることを，本章の症例をとおして学んでいただきたい。

7.1 特発性肺動脈性肺高血圧症

1. 肺高血圧症とは

　肺高血圧症は，特定の原因というのが現在もわかっていない。肺動脈性肺高血圧症（PAH）は，心臓から肺に血液を送る血管（肺動脈）の末梢の小動脈の内腔が狭くなって血液が通りにくくなり，何らかの原因で肺動脈の血圧（肺動脈圧）が高くなる疾患である。心臓の中でも，肺動脈に血液を送る室を右心室という。この右心室は高い圧力に耐えられるようにできていないため，肺動脈圧の高い状態が続くと機能が低下してしまう（右心不全）。心拍出量低下を生じ，右心不全をはじめ心臓や肺の機能に障害をもたらす，予後不良の進行性の疾患である。

　肺高血圧症の中心的疾患であるPAHは，肺小動脈の狭窄によって肺血管抵抗が増加するため肺動脈の血圧が上昇する。

　何らかの原因で肺の血管内腔が狭くなると，肺を通過する血液の循環が不十分になる。このとき，心臓が血液を十分に送ろうとするため，肺動脈の圧力が高くなる。肺動脈に血液を送る右心室は，より大きな力が必要なために心臓の筋肉を太くして対応しようとするが，もともと右心室は高い圧力に耐えられるようにできていないため，この状態が続くと右心室の壁は厚くなり拡張し，右心室のはたらきが悪くなって右心不全を引き起こす。

2. 肺高血圧症の分類

　2012年改訂版の肺高血圧症治療ガイドライン（ダイジェスト版）によると，肺高血圧症は，第1群 肺動脈性肺高血圧症（PAH），第2群 左心性心疾患に伴う肺高血圧症，第3群 肺疾患および／または低酸素血症に伴う肺高血圧症，第4群 慢性血栓塞栓性肺高血圧症（CTEPH），第5群 詳細不明な多因子のメカニズムに伴う肺高血圧症の5つのカテゴリーに分類される。PAHの中心をなすのが，特発性肺動脈性肺高血圧症（IPAH）および遺伝性肺動脈性肺高血圧症（HPAH）である[1]。

3. 肺高血圧症発症・進展の機序[1]

(1) 血管収縮

　血管内皮細胞の障害により，血管収縮因子と血管拡張因子のバランスが失われ，血管収縮を来す。

(2) 動脈壁の肥厚

　血管内皮細胞の障害により細胞増殖因子が活発となり，血管内膜の増殖，血管平滑筋肥厚・増殖を来し，血管狭窄が生じる。

(3) 血栓症

　肺の微小血管に血栓が形成され，血管狭窄がさらに増悪する。

　これらの機序により肺動脈の狭窄または閉塞が生じると，右心室に大きな負荷がかかり，右心系の心筋の収縮力が低下して，十分量の血液を肺へ送り出すことができなくなり，その結果右心不全を発症する。右心不全は，PAH患者の主な死因となってる。

4. 概　要

(1) 定　義

　PAHの最初の認定には，右心カテーテル検査で肺動脈平均圧≧25mmHg，肺動脈楔入圧は正常（左心系の異常はない）であることが必須である。加えて，肺血管抵抗で3 Wood unit，240 dyne・sec・cm^{-5}以上と定義されている。さらに，肺血流シンチグラムにて区域性血流欠損なし（ほぼ正常）の所見が必要である。認定の際に参考とする所見は，心エコー検査で推定肺動脈圧の著明な上昇および右室拡大所見を認めること，胸部X線検査で肺動脈本幹部の拡大を認めること，心電図で右房／右室負荷所見を認めることである。左心系疾患による肺高血圧症，呼吸器疾患による肺高血圧症（呼吸器疾患を合併するPAHは認める），慢性血栓塞栓性肺高血圧症を除外する必要がある。認定の更新時には，肺高血圧の程度は新規申請時より軽減していても，肺血管拡張療法などの治療が必要な場合は認める。

　現在のPAHの分類はニース分類に則っている（表7.1.1）。

用語　肺動脈性肺高血圧症（pulmonary arterial hypertension：PAH），特発性肺動脈性肺高血圧症（idiopathic PAH；IPAH），遺伝性肺動脈性肺高血圧症（heritable PAH；HPAH）

遺伝子素因が明らかなものは"Heritable PAH", 膠原病, HIV感染, 門脈圧亢進症や先天性心疾患など他疾患に続発して発生する肺動脈性肺高血圧症は"Associated with PAH (APAH)"に分類される。こうした明確な原因疾患が除外され,"原因不明"として残った疾患群が"特発性肺動脈性肺高血圧症 (IPAH)"と診断される[2,3]。

(2) 病因・病態

MEMO

上記のような疾患概念および定義の変遷を経ており,"PAH"は"IPAH"と未分類であった"HPAH"が混在し, 従来の"PAH"についての報告を"IPAH"と読み替えることはできない。したがって本稿では両者の記載が混在する。

表7.1.1 肺動脈性肺高血圧症 (Nice分類)

1. 肺動脈性肺高血圧症 (Pulmonary Arterial-Hypertension：PAH)
1.1 特発性 (Idiopathic PAH：IPAH)
1.2 遺伝性 (Heritable PAH)
　1.2.1 BMPR2 1.2.2 ALK1,ENG, SMAD9, CAV1, KCNK3
　1.2.3 未知の遺伝子異常
1.3 薬剤／毒物
1.4 各種疾患に伴う肺高血圧症 (Associated with PAH：APAH)
　1.4.1 膠原病
　1.4.2 HIV感染
　1.4.3 門脈圧亢進症
　1.4.4 先天性シャント性心疾患
　1.4.5 住血吸虫症
1 肺静脈閉塞性疾患 (Pulmonary veno-occlusive disease：PVOD)および／または肺毛細血管腫症 (Pulmonary capillary hemangiomatosis：PCH)
1 新生児遷延性肺高血圧症 (PPHN)

(J Am Coll Cardiol 62：suppl D34-41より引用)

PAHといっても, 特発性, 膠原病・門脈圧亢進症を伴う場合, 薬剤性など病態は同一ではない。しかし, いずれの場合もその原因は解明されておらず, 難病に指定されている。特発性の一部は骨形成蛋白 (BMP) システム異常が関与しているが, それだけでは病気は起こらない。何らかの他の病因も関与すると考えられている (遺伝的素因に後天性要因が加わり発症する)。肺血管壁を構成している血管内皮細胞, 血管平滑筋細胞, 線維芽細胞が異常増殖し細胞外基質が蓄積するため, 血管が硬くなり内腔が狭くなり, 結果として血流の流れが悪くなって心臓に負担がかかる。原因の解明に向けて呼吸不全に関する調査研究班では研究を継続している。

PAHは肺の動脈が障害される疾患であるので, 必ず心臓 (右心室；肺へ向かう血液を送り出す心臓の部屋) に負担がかかる。右心室の壁が厚くなり, 右心室の大きさが拡大し, 右心室の機能が低下するため十分な血液が送り出せなくなる。右心室が拡大するため, 左心室の大きさが相対的に小さくなる。肺高血圧症に合併する疾患として, 膠原病, 先天性心疾患, 肝臓疾患 (門脈圧亢進症) などがあげられる。PAHと類似している病態が, 左心不全, 慢性呼吸不全を呈する疾患 (慢性閉塞性肺疾患, 特発性肺線維症など), 慢性肺血栓塞栓症などで起こることがあり, それらの疾患が合併することもある。

(3) 症　状
①初期症状

PAHは進行性で初期は無症状だが, 患者が自覚症状を訴える頃には比較的進行しているケースが多くみられる。患者が来院するきっかけとして最も多いのが労作時呼吸困難で, これは肺小動脈の狭窄により肺血管抵抗が上昇し, 心拍出量が低下することにより起こる。また易疲労感, 脱力感, 動悸などの症状もみられる。

②進行時の症状

疾患が進行すると, 右室の酸素需要の増大による胸痛, 心拍出量低下とそれに伴う失神発作などが発現する。

③右心不全による症状

右心不全まで進行すると, 浮腫, 腹部膨満, 食欲不振などが出現する。また喀血やチアノーゼなどが生じる場合もある。

MEMO

乳児～小児の症状

乳児の場合は, 心拍出量低下による哺乳不良, 発育不良, 失神, 卵円孔の開存によるチアノーゼなどがみられる。また小児では倦怠感, 呼吸困難, 失神など成人とほぼ同じ症状がみられる。

● 5. 検査所見

PAHの検査の流れは, 以下のような手順で行われる。診察にて症状や各種所見からPAHが疑われる患者, また症状がなくてもPAHにかかる可能性が高い患者に対しまずスクリーニング検査を行い, PAHの可能性が高いと判断されれば精密検査を実施する。その結果次第でPAHの確定診断となる。

検査としては, 血液検査, 尿検査, 遺伝子の検査, 心電図, 胸部X線 (レントゲン), 心エコー, 動脈血ガス分析, 心臓カテーテル検査 (肺動脈圧, 心拍出量, 肺血管抵抗など), 胸部CT検査, 肺血流シンチグラフィ, 精密呼吸機

用語　骨形成蛋白 (bone morphogenetic protein；BMP)

能検査などが実施される。

(1) 精密呼吸機能検査[2]

PAH症例では%DLcoの大きな低下が認められる。また，Fredrickらは，PAHと呼吸機能検査所見との関連についても報告している[4]。全症例で%DLcoおよび%VCとPAH合併の有無との関連をみると，PAH合併例では%DLcoが大きく低下する症例が多く，%DLco≦80%の症例の割合が非合併例に比べ高かった（PAH合併有：81.3%　無：53.9%）。また，%VCでも同様にPAH合併例では%VC≦80%の症例の割合が高かった（PAH合併有：56.4%　無：30.6%）が，%DLcoで示されたほどの差はなく，%DLcoの低下とPAH合併との関連性が示唆された。ほとんどの症例では，%DLco/%VC比が1.0以下となり，sPAPと%DLco/%VC比の間には負の相関が認められることが多い（図7.1.1）。1998年に開催されたWHOのシンポジウムでは，PAHの症状の有無にかかわらず，心エコー検査を毎年実施することを推奨している。できれば，精密呼吸機能検査の併用を推奨したい。

(2) 心電図検査

肺高血圧症だと，心電図検査で右室肥大が確認される。ただし，これらの検査は感度があまり高くないという問題があり，早期の患者では診断に至らず治療開始が遅れてしまう場合もある。また，身体診察（右室拍動の聴診など）はこれらの検査より感度が高く有用である。

(3) 心エコー図検査

前述の検査から肺高血圧症が疑われる場合，続いて心エコー図検査を行う。心エコー図検査では，連続波ドプラ法で計測する三尖弁逆流の血流速度の測定により肺動脈圧が推定でき，これにより肺高血圧症の診断と重症度をある程度評価できる。ただし，この検査での肺動脈圧の評価は誤差が大きく，正確な圧測定は困難であるため，確定診断や治療効果判定を行うことはできない。心エコー図検査は非侵襲的で，右心カテーテル検査に先立つスクリーニングとなる。

(4) 右心カテーテル検査

前述のように心エコー図検査でおおよその診断は可能だが，確定診断のゴールドスタンダードは右心カテーテル検査である。この検査では，静脈（大腿静脈，内頸静脈，鎖骨下静脈，尺側皮静脈）からカテーテルを入れ，肺動脈圧のほかに右心房・右心室および肺動脈楔入圧などを測定し，肺血管抵抗や心拍出量が算出できる。これらの結果から重症度および治療効果が判定でき，さらに予後の評価も行える。一方，右心カテーテル検査は侵襲的であり，患者は治

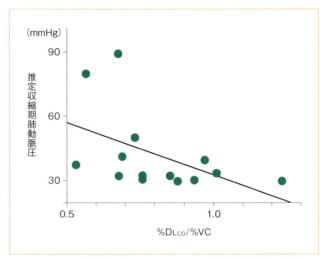

図7.1.1　PAH合併例における%DLco/%VC比と推定収縮期肺動脈圧

療の過程で経過をみるためにこの検査を繰り返し受けなければならず，患者の負担を軽くし安全に行うための工夫が必要となる。

(5) 鑑別検査

肺高血圧症は原因により治療方法が異なるので，原因を見極めるために鑑別検査を行う。鑑別検査においては，肺高血圧症の分類（ダナポイント分類，2008年）に従って検査を進める。肺高血圧症の分類は，1998年から5年ごとに開催される世界会議によって整備されるようになったが，肺高血圧症を網羅したこの分類は診断の進歩に大きく寄与していると思われる。

(6) 重症度検査

重症度は，臨床症状にもとづいたNYHA心機能分類およびWHO肺高血圧症機能分類により分類される。また，右心カテーテル検査，心エコー図検査，心電図検査，BNP値（右心室への負荷の指標），運動耐容能（6分間歩行距離），MRIなどの検査結果から得られた重症度に関する情報を総合的に評価し，治療法を決定する。

症例21：特発性肺動脈性肺高血圧症（IPAH）①

- 50歳台，女性。身長155.4cm，体重74.2kg，BSA 1.71m^2

主　訴：乾性咳嗽，労作時呼吸困難。
現病歴：息切れ増強により受診，在宅酸素療法（HOT）導入，間質性肺炎疑い，膠原病（強皮症）疑い。
既往歴：特記事項なし。
服　薬：ボセンタン，シルデナフィルにより治療開始され，ワルファリンによる抗凝固療法も開始された。
聴　診：胸部：両側下肺でfine crackles聴取　Ⅱ音亢進，心雑音認めず。
身体所見：咳（乾性咳嗽），痰（－），労作時呼吸困難（MRC grade5 NYHA/WHO分類Ⅲ度）
胸部レントゲン検査：CPA　angle sharp。心胸比 0.64　両側肺野びまん性にすりガラス影認める（間質性肺炎疑い）。
心電図検査：HR 67bpm，NSR，平低T波。
心エコー所見：LAD 38，LVDd 45，LVDs 27，EF 72，RVD 31，ΔP 79，IVC 拡大（－）
呼吸性変動：（＋）
胸部CT：肺野では，両側肺野胸膜側優位の微細網状影や牽引性気管支拡張を主体とする間質性変化をわずかに認める。肺容量がやや低下。腫瘤や濃度上昇域は指摘できない。肺動脈の軽度拡張や右心系の拡大を認める。胸水なし，心嚢液。リンパ節では，縦隔リンパ節の軽度腫大に変化なし。
右心カテーテル検査：Mean PAP 49mmHg，PVR＝10.2 wood単位 ΔPVR by 100 O_2 16％，PCWP 7.5mmHg，CO 4.05L/min，CI 2.33 O_2 step upは認めず。

【呼吸機能検査所見と解説】（図7.1.2）

①肺気量分画，フローボリューム曲線

%VCは68.4％と低下し，FEV_1/FVCの85.9％は正常である。FRC 1.48L，RV 0.87Lと中等度の低下，TLCは2.76Lで軽度の低下を認める。拘束性換気障害を認める。

②肺内ガス分布

⊿N_2は2.14％と上昇し，肺内ガス分布障害を示している。

③肺拡散能力

DL_{CO}は4.45mL/min/mmHg（%DL_{CO} 21.3％），DL_{CO}/VAは1.93mL/min/mmHg/L（%DL_{CO}/VA 40.3％）と高度低下し，拡散障害を考える。%DL_{CO}/%VCは0.31と低下を認める（推定収縮期肺動脈圧約60mmHg）。

本例は，労作時呼吸困難から肺高血圧症と膠原病（強皮症）を疑われた症例である。胸部レントゲン検査では，両側肺野びまん性にすりガラス影認める（間質性肺炎疑い）所見があり拘束性換気障害を疑って検査を行った。%VCが68.4％と拘束性換気障害を伴った肺高血圧症例であり，肺内ガス分布障害も認める。肺拡散能の低下は，高度拡散障害を認めている。本例のように，肺拡散能が高度に障害されている場合は肺高血圧症も視野に入れて検査する必要がある。

用語　在宅酸素療法（home oxygen therapy；HOT），左房径（left atrial dimension；LAD），左室拡張末期径（left ventricular end-diastolic dimension；LVDd），左室収縮末期径（left ventricular end-systolic dimension；LVDs；LVDs），駆出率（ejection fraction；EF），右室径（right atrial dimension；RVD），下大静脈（inferior vena cava；IVC），肺動脈平均圧（mean PAP），肺血管抵抗（pulmonary artery resistance；PVR），肺動脈楔入圧（pulmonary capillary wedge pressure；PCWP），心拍出量心拍出量（cardiac output；CO），心係数（cardiac index；CI），TLC

7章 特発性肺動脈性肺高血圧症

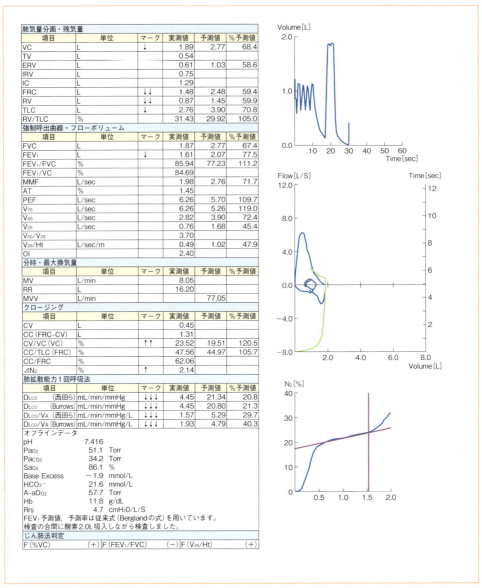

図7.1.2　症例21：呼吸機能検査

症例22：特発性肺動脈性肺高血圧症（IPAH）②

- 50歳台，男性。身長162.0cm，体重76.0kg，BMI 27.5，BSA 1.81m^2

主　訴：労作時呼吸困難。
現病歴：糖尿病・高血圧症治療中。
既往歴：2型糖尿病（28歳〜，36歳〜インスリン導入　網膜症B1　腎障害2期），高血圧症。
生活歴：喫煙30本/日（24歳〜53歳）。
服　薬：肺高血圧に対してオプシミット（マシテンタン）の内服。
聴　診：全体に呼吸音弱め，ラ音なし，Ⅱ音亢進なし，心雑音認めず。
胸部レントゲン検査：CTR 0.49 右側CPAややdull 右第2弓の拡大あり。
心電図検査：正常。
心エコー所見：EF 62.4%，asynergyなし，AR/MR none，TRPG 61mmHg，RV diffuse hypokinesis，TAPSE 12mm，LA 37.5mm，LVDd 41.9mm，LVDs 26.3mm
胸部CT：右中葉や左舌区，両肺底部にはすりガラス様濃度上昇を認め，胸膜下には小葉間隔壁肥厚がみられる。両肺底部には右側優位に少量胸水を認める。肺動脈本幹から両肺動脈，右房，右室には拡張が目立ち，高度の右心負荷を示唆している。背景肺野には気腫性変化を認める。
右心カテーテル検査：SVC，RA，RV，PAで圧測定し，各々で血液ガスを測定。熱希釈法でCOを測定した。mPAP 67と肺高血圧を認め，PVO$_2$ 35と組織低酸素を認めた。100%酸素負荷ではPVRは602→491と改善を認めたが，シルデナフィル負荷ではPVRは著変なかった。門脈圧は10cmH$_2$Oと正常範囲であった。

【呼吸機能検査所見と解説】（図7.1.3）

①肺気量分画，フローボリューム曲線

　%VCは90.9%と正常，FEV$_1$/FVCも72.5%で正常である。$\dot{V}_{50}$ 1.88L/sec，$\dot{V}_{25}$ 0.31L/sec　$\dot{V}_{50}/\dot{V}_{25}$ 6.09，MMF 1.42L/secと軽度の末梢気道病変が疑われる。%TLCや残気率（RV/TLC）は正常範囲内であり過膨張所見などは認めない。

②肺内ガス分布

　⊿N$_2$は3.53%と上昇し，肺内ガス分布障害を示している。

③肺拡散能力

　DLcoは6.09mL/min/mmHg（%DLco 28.9%），DLco/VAは1.50mL/min/mmHg/L（%DLco/VA 31.5%）と高度低下し拡散障害を考える。%DLco/%VC 0.067と低下を認める（推定収縮期肺動脈圧約60mmHg以上）。

　肺高血圧症は進行性で初期は無症状であるが，患者が自覚症状を訴える頃には比較的進行しているケースが多くみられる。本例も労作時呼吸困難を訴えていた。喫煙歴があるため末梢気道病変を疑ったが，軽度の末梢気道病変だけで肺機能的には正常範囲内であった。肺内ガス分布障害も軽度に認める。肺高血圧症に伴う肺拡散能の低下は，高度拡散障害を認めている。

　本例のように，肺気量分画，フロボリューム曲線などは正常で肺拡散能だけが高度に障害されている場合は，肺高血圧症も視野に入れて検査する必要がある。

用語　三尖弁圧較差（tricuspid regurgitation pressure gradient；TRPG），三尖弁輪部収縮期移動距離（tricuspid annual plane systolic excursion；TAPSE），上大静脈（superior vena cava；SVC），橈骨動脈（radial artery；RA）

7章 特発性肺動脈性肺高血圧症

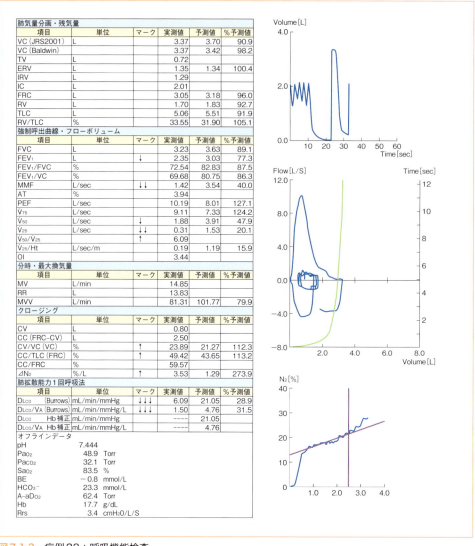

図7.1.3　症例22：呼吸機能検査

[高谷恒範]

参考文献

1) 一般社団法人日本呼吸器学会：肺高血圧症治療ガイドライン（2006年改訂版）
2) J Am Coll Cardiol 62：suppl D34-41
3) 中西宣文：thrombosis and circulation journal 2015；23（5）；62-66
4) Fredrick M. et al., Arthritis & Rheumatism, 52（7）：2125-2132, 2005.

8章 慢性血栓塞栓性肺高血圧症

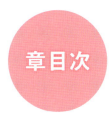

8.1：慢性血栓塞栓性肺高血圧症……… 78

SUMMARY

慢性血栓塞栓性肺高血圧症（CTEPH）は，近年遭遇する機会が増えた疾患の1つである。血栓により肺動脈が閉塞し呼吸困難を呈する疾患であり，右心カテーテル検査や肺換気・血流シンチグラム，造影CT，心エコー，呼吸機能検査所見がどのような結果かを関連づけて覚えていただきたい。

8.1 慢性血栓塞栓性肺高血圧症

● 1. 慢性血栓塞栓性肺高血圧症とは

慢性血栓塞栓性肺高血圧症（CTEPH）とは，器質化した血栓により肺動脈が閉塞し，6カ月以上にわたり肺血流分布ならびに肺循環動態の異常が固定している病態で，それに伴う肺高血圧症を特徴とする疾患である。

肺高血圧症は，慢性安定期の肺動脈平均圧が25mmHg以上，かつ肺動脈楔入圧が12mmHg以下であることが必要条件とされている。肺動脈平均圧が30mmHgを超える場合，肺高血圧は悪化することが多く，その結果，右心不全を来すこともある。

CTEPHは，急性肺血栓塞栓症の既往の有無によって，過去に急性肺血栓塞栓症を示唆する症状が認められる反復型と，明らかな症状のないまま病態の進行がみられる潜伏型に区別される。

● 2. 臨床症状

労作時の息切れ，急性例にみられる臨床症状（突然の呼吸困難，胸痛，失神など），下肢深部静脈血栓症を疑わせる臨床症状（下肢の腫脹および疼痛）が認められる。

● 3. 検査所見

（1）右心カテーテル検査
肺動脈圧の上昇。肺動脈楔入圧（左心房圧）は正常。

（2）肺換気・血流シンチグラム
換気分布に異常のない区域性血流分布欠損が，血栓溶解療法または抗凝固療法施行後も6カ月以上不変であると推測できる。

（3）胸部造影CT
造影CTにて，慢性化した血栓による変化として，①mural defects，②webs and bands，③intimal irregularities，④abrupt narrowing，⑤complete obstructionの5つのうち少なくとも1つが証明される。

（4）呼吸機能検査
正常値を示すことが多いが，一部は続発する肺梗塞や胸膜病変のため拘束性換気障害を示すとされる。また血栓の閉塞により肺血管床が大きく低下しない限り拡散能も正常のことが多い。

用語 慢性血栓塞栓性肺高血圧症（chronic thromboembolic pulmonary hypertension；CTEPH）

症例23：慢性血栓塞栓性肺高血圧症（CTEPH）

- 50歳台，女性。身長159.6cm，体重50.1kg，BSA 1.50m²

主　訴：労作時呼吸困難。
現病歴：2年前頃から労作時呼吸困難を自覚，当院循環器内科受診。造影CTにて右肺動脈に塞栓を認め，肺梗塞と診断。その後血栓溶解するも肺高血圧持続。CTEPHとして抗凝固療法，HOT導入にてフォローされていた。今回カテーテル検査再評価目的にて入院。
既往歴：甲状腺機能亢進，尿路結石。
家族歴：父 喉頭癌　母 狭心症　兄 大動脈解離。
喫煙歴：なし。　　　　　　アレルギー歴：特記事項なし。　　　呼吸音：清，雑音なし。
SpO₂：94％（room air）　血液検査：CBC正常，INR 1.78 ワーファリン内服中。
胸部X線：肺門部血管拡張。右上肺に斑状影。右肺尖胸膜下に瘢痕を疑う斑状影。
胸部CT：
2年前：肺動脈血栓塞栓症を認める（右＞左）。肺梗塞は明らかではない。胸水（－）。下腿深部静脈血栓は明らかではない。下腿に静脈瘤，石灰化を認める。
今　回：前回みられた肺動脈内の血栓はほぼ消失。下肢深部静脈内に明らかな血栓は認めず。両肺野に急性期病変は認めず。

心エコー：
2年前：RA，RV拡大，PA拡大，LV扁平化，RV systolic pressure 104mmHg
1年4カ月前：LV扁平化，RV systolic pressure 91.0mmHg
今　回：LV軽度扁平化，RV systolic pressure 57.0mmHg

右心カテーテル：
2年前：PCWP 15mmHg，PA平均40mmHg，CO 3.26mL/min，CI 2.17，PVR 612mmHg
1年4カ月前：PCWP 11mmHg，PA平均46mmHg，CO 4.51mL/min，CI 4.15，PVR 672mmHg
今　回：PCWP 3mmHg，PA平均32mmHg，CO 5.27mL/min，CI 3.42，PVR 440mmHg

【呼吸機能検査所見と解説】（図8.1.1）

①肺気量分画
　％VCは100.9％であり正常。％RVは100.7％，％TLCは110.8％であり正常範囲内を示す。

②フローボリューム曲線
　FEV₁/FVCは74.65％，％FEV₁は96.3％であり正常。フローボリューム曲線はMMF，$\dot{V}_{50}$，$\dot{V}_{25}$は低下しており，軽度末梢気道からの流速低下を認める。換気分類は正常。

③肺拡散能力
　％DLcoは79.6％，DLco/VAが3.82mL/min/mmHg/Lとわずかに拡散能力の低下を認める。

　カテーテル検査でPVR低下が認められるが，依然として高値である。このまま抗凝固療法継続となりフォローされている。

8章 慢性血栓塞栓性肺高血圧症

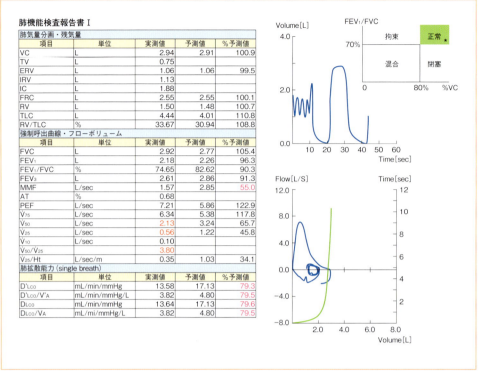

図8.1.1　症例23：呼吸機能検査

[藤澤義久]

参考文献

1) 難病情報センターホームページ　診断・治療指針：呼吸器系疾患調査研究班（呼吸不全）作成.
2) 循環器病の診断と診療に関するガイドライン（2011年度合同研究班報告）：肺高血圧症治療ガイドライン（2012年度改訂版）.

9章 肺胞蛋白症

章目次

9.1：肺胞蛋白症……………………… 82

SUMMARY

肺胞蛋白症（PAP）は，サーファクタントが異常貯留する稀な疾患ではあるが，覚えておいていただきたい疾患の1つである。病初期から肺拡散能力は低値を示すが，診断のために胸部CTやBAL，TBLBの検査所見も理解し，次にどの検査を行うべきか理解してほしい。

9.1 肺胞蛋白症

● 1. 肺胞蛋白症とは

肺胞蛋白症（PAP）はサーファクタントの生成または分解過程に障害があり，肺胞腔内，終末気管支内にサーファクタント由来物質の異常貯留を来す疾患の総称である。

正常な状態では二型肺胞上皮細胞から放出されるGM-CSFが肺胞マクロファージと結合してマクロファージを成熟させる。成熟したマクロファージはサーファクタントを貪食して異化する。しかし，PAPはGM-CSFに対する抗体が産生され，マクロファージの分化過程を障害し，余分なサーファクタントの取り込みや分解がなされず，サーファクタントが異常に貯留する現象が起こってしまう。原則として両側肺にびまん性に病変がみられる。

PAPは自己免疫性，続発性，先天性，未分類PAPに分類され，それぞれ頻度は90％，9％，1％以下，極めて稀，と推定されている。

PAP全体として多く見積もってもわが国で1,000人程度と推定される。診断は気管支肺胞洗浄を必要とし，洗浄液は乳白色か不透明，PAS陽性に染色し，散在するサーファクタントが充満したマクロファージ，Tリンパ球の増加，およびサーファクタントアポ蛋白質Aの高値を特徴とする。

● 2. 臨床症状

呼吸困難，疲労および倦怠感。

● 3. 検査所見

(1) 血液検査

赤血球増加症，高ガンマグロブリン血症，LDH，CEA，KL-6および血清サーファクタント蛋白質AおよびDの増加。

(2) 呼吸機能検査

肺活量は正常であることが多いが，進行すると低下し，拘束性換気障害を呈する。肺拡散能力は初期から低下する。

(3) 画像検査

胸部単純X線：両肺野対称性，中下肺野中心に浸潤影。両肺門から広がるbutterfly shadow。

胸部単純CT：不均等なすりガラス陰影。メロンの皮様網目状陰影，crazy paving appearance。

用語 肺胞蛋白症（pulmonary alveolar proteinosis；PAP）

症例24：肺胞蛋白症（PAP）

- 40歳台，男性。身長169.4cm，体重71.0kg，BSA1.82m^2

主　訴：とくになし。
現病歴：6カ月前より乾性咳嗽が出現し，呼吸困難感も出現した。他院循環器内科を受診し，胸部Xpにてびまん性浸潤影，Ⅰ型呼吸不全を認め間質性肺炎の急性増悪と診断され，ステロイド療法が開始された。3カ月前のCTで陰影の増強が認められたため，当院呼吸器内科受診，BALを施行したところステロイド投与中にもかかわらずリンパ球の上昇が認められ，TBLBにて好酸性浸出物の貯留がサーファクタントプロテイン陽性のものであることが判明し，HRCT所見とあわせてPAPと診断された。
既往歴：特記事項なし。　　　喫煙歴：20本/日×29年，現在禁煙。
アレルギー歴：なし。　　　　職　歴：工場勤務，電気屋，断熱工事，クーラー取りつけ業。
粉塵曝露歴：アスベスト曝露の可能性あり。　　　呼吸音：左前胸部でfine crackles（＋）。
血液，臨床化学検査：CBC，肝機能，腎機能，電解質は特記すべき異常なし。KL-6，SP-D高値。
胸部X線：両肺すりガラス影，斑状影—浸潤影，肺門陰影増強。
胸部CT：両側肺野，中枢側優位に網状影を伴うすりガラス陰影を広範囲に認める。両側上葉で陰影の濃さが悪化。

【呼吸機能検査所見と解説】（図9.1.1）

①肺気量分画
%VCは56.7%と低下，拘束性換気障害を呈す。%TLCも63.5%と低下。

②フローボリューム曲線
FEV$_1$/FVCは84.1%であり正常。換気分類は拘束性換気障害を示している。

③肺拡散能力
%DLcoは54.3%，DLco/VAが4.31mL/min/mmHg/Lと拡散能力の低下を認める。

左肺洗浄術施行，計10Lの洗浄で洗浄液は透明化した。その後左右2回洗浄術が行われた。

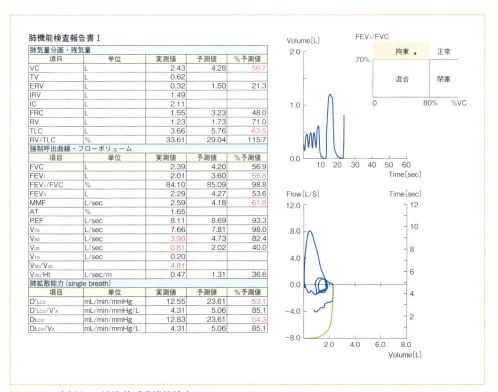

図9.1.1　症例24：洗浄前呼吸機能検査

9章 肺胞蛋白症

【1年後の検査所見と解説】（図9.1.2）
①洗浄1年後のCT
　両側肺野，中枢側優位に網状影を伴うすりガラス陰影を広範囲に認める。前回と比較して範囲に縮小を認める。前回みられた上葉陰影も改善。

②肺気量分画
　%VCは56.7％から73.4％，%TLCも63.5％から74.4％へ回復。

③フローボリューム曲線
　FEV_1/FVCは81.9％であり正常。%FEV_1は55.8％から69.6％へ回復。

④肺拡散能力
　%D_{Lco}は54.3％から90.4％，D_{Lco}/V_Aは4.31mL/min/mmHg/Lから6.25mL/min/mmHg/Lと拡散能力の著明な改善を認めた。

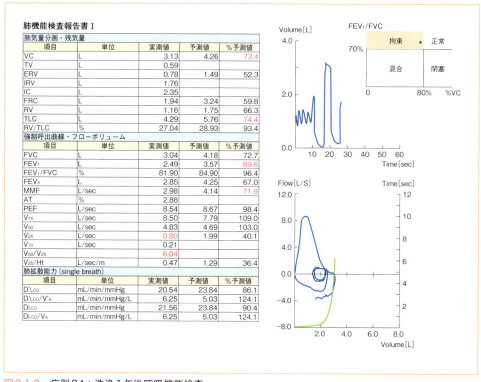

図9.1.2　症例24：洗浄1年後呼吸機能検査

［藤澤義久］

参考文献

1) 難病情報センターホームページ　診断・治療指針：呼吸器系疾患調査研究班（呼吸不全）作成．
2) 中田　光：医学と医療の最前線 肺胞蛋白症の病態と治療の最前線．日本内科学会雑誌　2015；104(2)：14-322．
3) 中田　光：呼吸と循環　2015；63(4)：340-347．

10章 リンパ脈管筋腫症

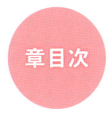
章目次

10.1：リンパ脈管筋腫症……………86

SUMMARY

リンパ脈管筋腫症は，LAM細胞が肺で増殖し肺野に薄壁嚢胞を生じる疾患であり，女性に多く発症する。病初期から肺拡散能力は低値を示すが，呼吸機能検査だけでは推測できない疾患であり，既往歴や現病歴の確認，胸部CT画像所見を覚えておいていただきたい。

10.1 リンパ脈管筋腫症

1. リンパ脈管筋腫症とは

リンパ脈管筋腫症 (LAM) は，平滑筋に似た LAM 細胞が肺，リンパ節，腎臓などで増殖する疾患。ほとんどは妊娠可能な年齢の女性に発症する。LAM 細胞が肺で増殖すると，それに伴って囊胞が複数生じ，増殖に伴い囊胞は徐々に増加する。肺の表面近くにできた囊胞が破裂すると気胸を起こす。

経年的に呼吸機能悪化を呈する場合とそうでない場合がある。悪化した場合，最終的には肺移植になるが，ホルモン療法，気管支拡張薬などでの支持療法が対応になる。臨床症状は，気胸や労作時の息切れが最も多い。

2. 検査所見

(1) 呼吸機能検査

早期の症例では異常を認めないこともある。FEV_1 および FEV_1/FVC，DL_{CO} の低下，RV および TLC の増加がみられる。なお，DL_{CO} の低下は病初期から高頻度に検出される。

(2) 画像所見

①胸部単純 X 線写真：軽症例では異常を検出し得ないことがある。
  a) 網状粒状影，すりガラス影などの間質性陰影。
  b) 肺過膨張，肺野の透過性亢進，血管影の減少。
  c) 気胸（稀に両側性）。
  d) 胸水貯留。

②高分解能 CT
  a) 境界明瞭な薄壁を有する囊胞が両側性，上〜下肺野に，びまん性あるいは散在性に，比較的均等に正常肺野内に認められる。MMPH 病変に相当して辺縁のはっきりしない小粒状影が認められることがある。
  b) 気胸。
  c) 胸水貯留。
  d) 縦隔リンパ節腫大。
  e) 胸管の拡張。

症例25：リンパ脈管筋腫症 (LAM)

- 30歳台，女性。身長 165.5cm，体重 59.3kg，$BSA 1.65m^2$

主　訴：左側腹部痛。
現病歴：結節性硬化症でフォローされていた。数日前から左側腹部の痛みがあり，左腎血管脂肪腫が破裂。緊急アンギオとなった。肺野 CT にて，多発する薄壁の囊胞を認め，呼吸器内科に紹介となった。現時点では息切れ，呼吸困難なし。
既往歴：結節硬化症（20歳台），右腎動脈塞栓術（20歳台）。
喫煙歴：5本/日×4年。　　**呼吸音**：clear, no rale　　SpO_2：97% (room air)
胸部X線：右胸水を認める。この他の肺野病変の異常は指摘できない。
胸部CT：両側肺野にびまん性に囊胞性病変を認める。肺野末梢に散在する小結節陰影 MMPH 認める（図10.1.1）。
動脈血液ガス (room air)：表10.1.1
組織診断：胸腔鏡下手術 (VATS) での組織診断は同意が得られず延期された。

【呼吸機能検査所見と解説】（図10.1.2）

①肺気量分画
　%VC は 65.1% であり低下。%RV は 89.0%，%TLC は 80.6% であり正常，RV/TLC は 121.5% であり軽度増加。

②フローボリューム曲線
　FEV_1/FVC は 78.01% であり正常範囲，%FEV_1 は 61.9% と低下している。PEF，$\dot{V}_{50}$，$\dot{V}_{25}$ は低下しており，フローボリューム曲線は典型的ではないが閉塞性換気障害パターン様を呈している。

③肺拡散能力
　%DL_{CO} は 62.9% と低下しているが，DL_{CO}/VA が 5.03mL/min/mmHg/L であり正常範囲。

用語　リンパ脈管筋腫症 (lymphangioleiomyomatosis；LAM)，multifocal micronodular pneumocyte hyperplasia (MMPH)

画像検査から，胸水，囊胞，MMPH病変に相当して小粒状影が認められる。腎血管脂肪腫，リンパ節腫大が認められる。呼吸機能検査では，典型的な閉塞性換気障害パターンではないが呼吸機能の低下があり，LAMと診断された。現在のところ自覚症状もないため，経過フォローとなった。

表10.1.1　症例25：動脈血液ガス（room air）

pH	7.405
Pa_{CO_2} (Torr)	40.6
Pa_{O_2} (Torr)	89.4
HCO_3^- (mmol/L)	24.9
BE (mmol/L)	0.2
O_2CT (mL/dL)	16.2
O_2SAT (%)	96.7
A-aD_{O_2} (Torr)	9.85

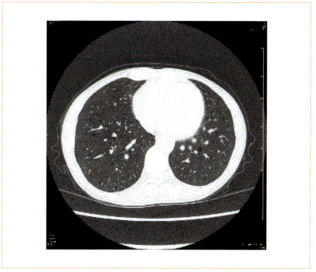

図10.1.1　症例25：CT画像

肺機能検査報告書 I

肺気量分画・残気量

項目	単位	実測値	予測値	%予測値
VC	L	2.30	3.53	65.1
TV	L	0.63		
ERV	L	1.00	1.18	84.5
IRV	L	0.67		
IC	L	1.30		
FRC	L	2.05	2.36	86.7
RV	L	1.05	1.18	89.0
TLC	L	3.35	4.15	80.6
RV/TLC	%	31.34	25.78	121.5

強制呼出曲線・フローボリューム

項目	単位	実測値	予測値	%予測値
FVC	L	2.32	3.41	68.0
FEV_1	L	1.81	2.92	61.9
FEV_1/FVC	%	78.01	88.06	88.5
FEV_3	L	2.15	3.73	57.5
MMF	L/sec	1.63	3.84	42.4
AT	%	−0.87		
PEF	L/sec	4.09	6.50	62.8
$\dot{V}_{75}$	L/sec	3.94	6.00	65.6
$\dot{V}_{50}$	L/sec	2.11	4.23	49.8
$\dot{V}_{25}$	L/sec	0.57	1.84	30.9
$\dot{V}_{10}$	L/sec	0.15		
$\dot{V}_{50}/\dot{V}_{25}$		3.70		
$\dot{V}_{25}$/Ht	L/sec/m	0.34	1.24	27.7

肺拡散能力 (single breath)

項目	単位	実測値	予測値	%予測値
D'$_{LCO}$	mL/min/mmHg	12.85	22.27	57.7
D'$_{LCO}$/V_A	mL/min/mmHg/L	5.03	5.52	91.0
DL_{CO}	mL/min/mmHg	14.03	22.27	62.9
DL_{CO}/V_A	mL/min/mmHg/L	5.03	5.52	91.0

図10.1.2　症例25：呼吸機能検査

10章 リンパ脈管筋腫症

症例26：リンパ脈管筋腫症（LAM）（進行例）

- 60歳台，女性。身長154.0cm，体重45.1kg

主　訴：労作時呼吸困難。　　　既往歴：結節性硬化症。　　　喫煙歴：なし。
現病歴：TSC-LAM（結節性硬化症（TSC）に伴って発生する肺LAM）（VATS下肺生検で確定診断），HOT導入中（安静時0L，労作時3L）。

【臨床経過と検査所見】（図10.1.3, 10.1.4）

%VCおよびFEV₁/FVCが低下し混合性換気障害を示し，%FEV₁は19.3%であり著明な低下を認める。%D'LCO，%D'LCO/V'Aも低下し高度な拡散障害を示している。肺気量分画ではTLCが増加，残気率の上昇と過膨張所見があり，呼吸機能検査だけでみると肺気腫と非常に似ている所見である。

胸部CTでは，両側全肺野びまん性に，多発する薄壁が明瞭な囊胞性変化を認める。

血液ガス分析では，低酸素血症を呈している（表10.1.2）。

表10.1.2　症例26：血液ガス分析（room air）

pH	7.348
Pa_{CO_2} (Torr)	43.1
Pa_{O_2} (Torr)	57.0
Sa_{O_2} (%)	90.0
HCO_3^- (mmol/L)	23.1

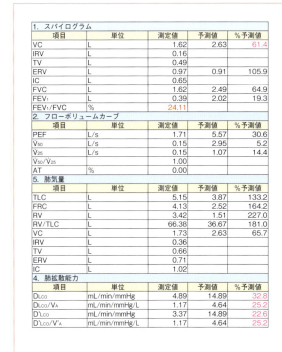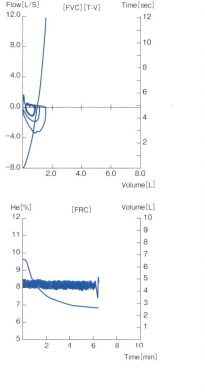

図10.1.3　症例26：呼吸機能検査

用語　結節性硬化症（tuberous sclerosis complex；TSC），胸腔鏡下手術（video-assisted thoracic surgery；VATS）

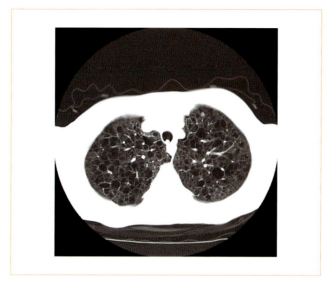

図10.1.4　症例26：CT画像

検査室ノート　胸腔鏡下手術（VATS）

　VATSは，複数の小さな傷（ポート）から胸腔鏡（カメラ）や鉗子類を入れ，モニターに映し出される映像を見ながら手術を行う方法（図10.1.5.a）。開胸術に比べ低侵襲という利点がある。肺癌の摘出術にも用いられるが，間質性肺炎などのびまん性肺疾患の確定診断には病理学的な組織診が必要なため，VATS下で肺生検を行う。図10.1.5.bは間質性肺炎の確定診断目的に行った肺生検。

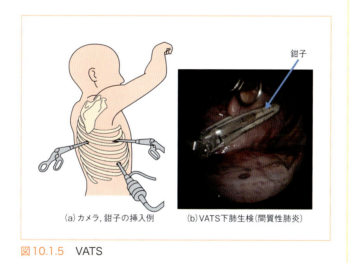

(a) カメラ，鉗子の挿入例　　(b) VATS下肺生検（間質性肺炎）

図10.1.5　VATS

▶参考情報

VATSは，video-assisted thoracic surgeryの略。

［藤澤義久・山本雅史］

参考文献

1) 難病情報センターホームページ　診断・治療指針：呼吸器系疾患調査研究班（呼吸不全）作成．
2) 林田美江，久保惠嗣，瀬山邦明，他：リンパ脈管筋腫症 lymphangioleiomyomatosis（LAM）診断基準，日呼吸会誌，2008；46(6)．

11章 肺　癌

章目次

11.1：肺　癌 …………………………… 92

SUMMARY

肺癌は近年遭遇することの多い疾患である。本章では，疾患の進行度合による変化を胸部CT，スパイログラム，動脈血液ガスにて示しているので，CT画像所見の変化とスパイログラム，動脈血液ガス所見と対比させながら考えて理解していただきたい。

11.1 肺 癌

1. 肺癌とは

肺癌とは肺から発生する悪性腫瘍の総称である。肺癌はその性格，悪性度，今後の見込みを考えるため，また治療法を決定するために小細胞肺癌，非小細胞肺癌（腺癌，扁平上皮癌，大細胞癌）に分類される。喫煙はほとんどの種類の肺癌に対する主要な危険因子である。

2. 臨床症状

咳，胸部不快感，また少数の患者では喀血を認める。多くの患者は無症状で，一部の患者には転移性疾患が生じる。

3. 検査所見

(1) 呼吸機能検査

初期では正常か喫煙の影響などで閉塞性換気障害であるが，広範囲に進行し切除不能な場合は，VC，TLCなどの各肺気量の減少を認め，拘束性換気障害を示す。また，ガス交換障害が顕著となり肺拡散能力の低下を認める。

症例27：非小細胞癌（切除不能）

- 40歳台，男性。身長170.0cm，体重60.1kg，BSA1.70m^2

主　訴：咳嗽，労作時呼吸困難。
現病歴：3年前に咳嗽，喀痰を自覚。他病院にて左下葉原発の肺腺癌肺上皮型と診断された。以後当院にて，化学療法が行われ，癌の進行に伴い労作時呼吸苦を認める。今回，4th line化学療法目的で入院。
既往歴：10歳台に交通事故にて全身打撲。　　　　　　喫煙歴：なし。
職　歴：製薬会社の製造業。　　　　　　　　　　　　粉塵曝露歴：あり。
アレルギー歴：甲殻類で蕁麻疹，軽度呼吸困難あり。　呼吸音：清，ラ音なし，左下肺で呼吸音消失。
胸部X線：気管偏位なし。気管支分岐部開大なし。右肺門部，右中，下肺野に浸潤影あり。
胸部CT：両肺の斑状のすりガラス影が増加しており，左下浸潤影も増大（図11.1.1）。
動脈血液ガス（room air）：表11.1.1

【呼吸機能検査所見と解説】（図11.1.2）

① 肺気量分画
　%VCは66.4%まで低下し拘束性換気障害を示す。

② フローボリューム曲線
　FEV$_1$/FVCは85.76%であり正常。換気分類は拘束性換気障害。

　血液検査は問題なし。間質性肺炎，下痢，皮疹など有害事象継続もなく化学療法が継続された。

表11.1.1　症例27：動脈血液ガス（room air）

pH	7.417
Pa$_{CO_2}$ (Torr)	37.0
Pa$_{O_2}$ (Torr)	85.5
HCO$_3^-$ (mmol/L)	23.4
BE (mmol/L)	−0.3
O$_2$CT (mL/dL)	19.2
O$_2$SAT (%)	96.6
A-aD$_{O_2}$ (Torr)	18.0

11.1 肺 癌

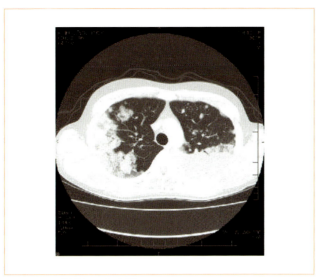

図11.1.1　症例27：CT画像

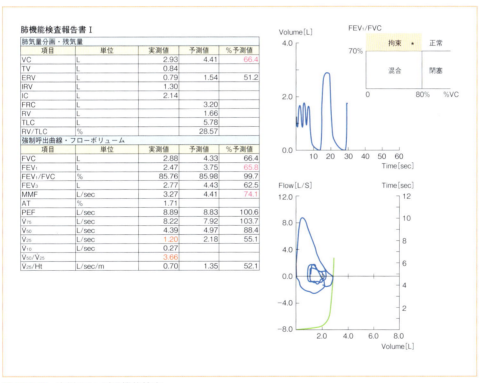

図11.1.2　症例27：呼吸機能検査

11章 肺癌

【1年後 呼吸苦増悪，7th line時の検査結果】

呼吸音：両肺crackles（＋）

胸部X線：両側中下野に浸潤影あり

胸部CT：肺野全体のすりガラス影，浸潤影は増加，範囲拡大。有意なリンパ節腫大なし。胸水なし（図11.1.3）。

動脈血液ガス（room air）：表11.1.2

表11.1.2 症例27：1年後の動脈血液ガス（room air）

pH	7.425
$PaCO_2$（Torr）	38.2
PaO_2（Torr）	55.3
HCO_3^-（mmol/L）	24.6
BE（mmol/L）	0.9
O_2CT（mL/dL）	17.5
O_2SAT（％）	87.5
A-aDO_2（Torr）	46.7

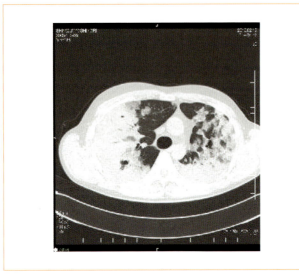

図11.1.3 症例27：1年後のCT画像

【1年後の呼吸機能検査所見と解説】（図11.1.4）

①肺気量分画

%VCは66.4％から38.7％に著明に低下。

②フローボリューム曲線

FEV_1/FVCは89.14％であり正常。%FEV_1は65.8％から41.6％と著明に低下。動脈血液ガスではPaO_2が85.5Torrから55.3Torrに低下し，A-aDO_2の著明な開大がみられ，HOT導入となった。

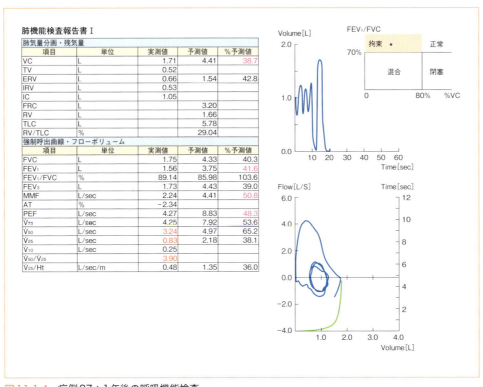

図11.1.4 症例27：1年後の呼吸機能検査

［藤澤義久］

12章 肺以外の疾患による呼吸機能障害

章目次

12.1：上気道閉塞 …………………… 96

12.2：脊椎変形症 …………………… 100

12.3：神経筋疾患 …………………… 102

SUMMARY

　肺疾患以外に呼吸機能障害を呈する疾患には，咽頭や気管が狭窄する上気道閉塞や脊椎変形症，神経筋疾患などがある。上気道閉塞が示唆される場合には，呼気フローボリューム曲線に追加して吸気フローボリューム曲線を行い，波形パターンを見て狭窄部位が胸郭内なのか外なのか，固定性狭窄なのか区別しなければならない。また，脊椎変形による胸郭の拡張障害や神経筋疾患による呼吸筋力の低下により，呼吸機能障害が起こることを知っておいてほしい。

12.1 上気道閉塞

1. 上気道閉塞とは

上気道閉塞は，肺自体には障害はまったくないが，咽頭や気管などの太い気道が機械的に狭まるために，FEV_1/FVCが低下し閉塞性換気障害を示す病態である。そのフローボリューム曲線は極めて特徴的な形状をとり，教科書的にいうと台形の形を成す。

つまり，強制呼出時，肺自体の駆動圧が高まり呼出を開始するが，その出口である気管などが狭まっているため，その出口の細さに対してスピードが頭打ちになる。そのためフローボリューム曲線は同じスピードが続く（台形の上底部分）形状となるのである。

症例28：気管狭窄（上気道閉塞）

- 40歳台，男性。身長169cm，体重76.1kg

主　訴：呼吸苦，喘鳴。	既往歴：肺結核，咽頭結核，胸膜炎。
喫煙歴：なし。	現病歴：気管狭窄。

【臨床経過と検査所見】（図12.1.1～12.1.6）

咽頭結核による気道狭窄症。呼吸苦が強い。手術前のフローボリューム曲線のパターンは典型的な台形の形を呈しており上気道閉塞である（図12.1.1）。重度の気道狭窄の所見である。CTおよび気管支鏡の所見から，声帯直下から分岐部の手前約3cmの部位まで高度狭窄があることがわかった（図12.1.2）。

図12.1.3は手術後の気切部による呼吸機能検査結果である。数度の手術で気管切開，気切チューブ留置を行い，さらにT-tubeに入れ替えを行っている。チューブの先端は，狭窄の消失する主気管支分岐部まで続いている。気切部より実施したフローボリューム曲線は，見事に上気道閉塞パターンが消失し，呼吸苦も改善している。

【まとめ】

FEV_1/FVCなどの数値だけをみてはいけなく，波形のパターンをみることが重要である。上気道閉塞はまさにその代表例である。上気道閉塞の症例では，吸気フローボリ

SVC				
項目	単位	測定値	予測値	%予測値
VC	L	3.89	3.95	98.5
IRV	L	1.56		
TV	L	0.62		
ERV	L	1.71	1.64	104.3
IC	L	2.18		
FVC	L	3.72	3.95	94.2
FEV$_1$	L	0.78	3.56	21.9
FEV$_1$/FVC	%	21.0		
フローボリュームカーブ				
項目	単位	測定値	予測値	%予測値
PEF	L/s	0.88	8.89	9.9
V̇$_{50}$	L/s	0.59	4.35	13.6
V̇$_{25}$	L/s	0.52	1.67	31.1

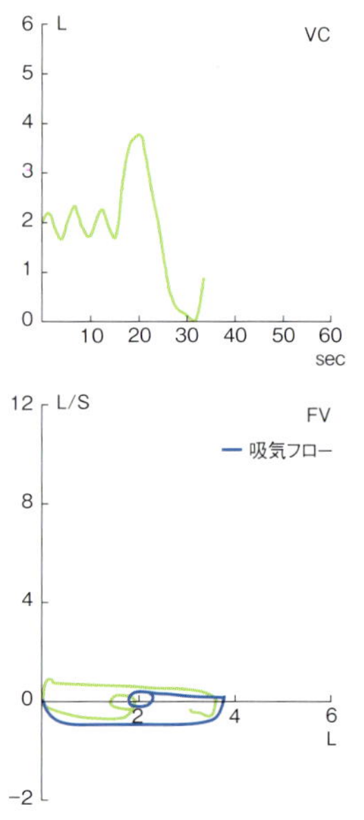

図12.1.1　症例28：術前呼吸機能検査

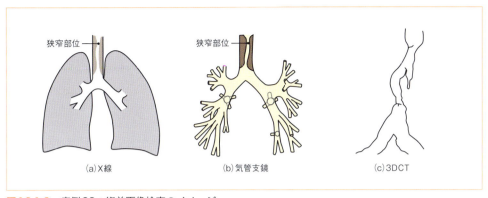

図12.1.2　症例28：術前画像検査のイメージ

SVC				
項目	単位	測定値	予測値	%予測値
VC	L	4.24	3.88	109.3
IRV	L	1.63		
TV	L	1.08		
ERV	L	1.53	1.61	95.0
IC	L	2.71		
FVC	L	4.29	3.88	110.6
FEV_1	L	2.87	3.44	83.4
FEV_1/FVC	%	66.9		
フローボリュームカーブ				
項目	単位	測定値	予測値	%予測値
PEF	L/s	6.37	8.81	72.3
$\dot{V}_{50}$	L/s	2.24	4.27	52.5
$\dot{V}_{25}$	L/s	0.81	1.50	54.0

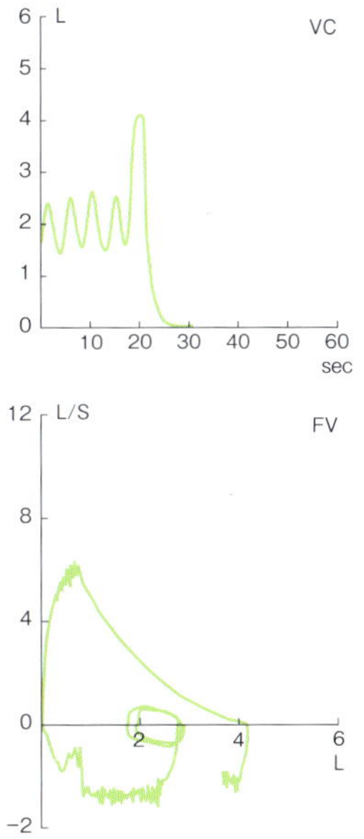

図12.1.3　症例28：術後呼吸機能検査（気切部にて測定）

ューム曲線を行い報告することも追加情報として重要である。術前呼吸機能検査の波形から，呼気フローボリューム曲線と同じ高さで，吸気フローボリューム曲線も障害されているのがわかる。本症例は気道が瘢痕化しており固定性の上気道閉塞のため，呼気時，吸気時両方とも障害されている。

上気道閉塞は物理的な閉塞・狭窄が原因となるので，CTや気管支鏡などの画像診断の結果を合わせてみることにより閉塞部位がどこであるかを探すとよい。

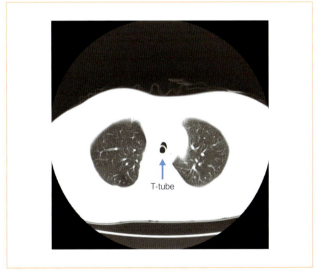

図12.1.4　症例28：術後CT画像①

12章 肺以外の疾患による呼吸機能障害

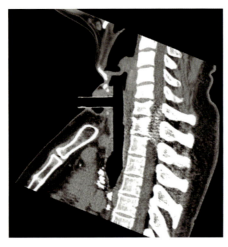
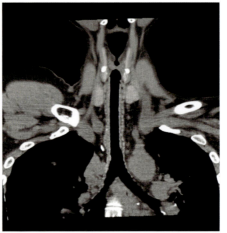

図12.1.5　症例28：術後CT画像②

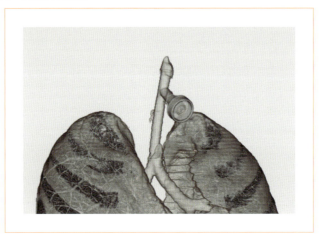

図12.1.6　症例28：術後3DCT画像

症例29：重複大動脈弓（上気道閉塞）

- 15歳, 男性。身長172.5cm, 体重67.3kg

主　訴：運動時喘鳴。
現病歴：小学校から野球部に所属していたが，軽度の運動で喘鳴が出現するため，休息をとるなど自分で運動量を抑えていた。中学校進学後も運動時の喘鳴と呼吸困難を認めており，運動誘発喘息としてフォローされていた。
既往歴：アレルギー性鼻炎。　　家族歴：父 気管支喘息。　　喫煙歴：なし。

【臨床経過と検査所見】（図12.1.7〜12.1.9）

肺活量や肺拡散能力には異常を認めなかったが，FEV_1/FVCが65.6％と閉塞性換気障害を認めた。サルブタモール吸入前後での気道可逆性を認めなかった。フローボリューム曲線では，吸気・呼気相ともにフローの平坦化を認め上気道閉塞のパターンであった。

胸部造影CTにおいて，通常の大動脈弓に加えて右側にも大動脈弓を認め重複大動脈弓の所見であり，気管はその大動脈弓により圧排されていた（図12.1.10）。

循環器外科にて左大動脈弓離断術が施行された。術後2年での呼吸機能検査では，呼気相のフローボリューム曲線ではループの大きさは著明に改善したが，平坦化は残存していた。吸気相のフローボリューム曲線では平坦化は改善していた。FEV_1/FVCは84.8％であり閉塞性換気障害の改善を認めた。主訴であった運動時の喘鳴と呼吸困難は術後早期に消失した。

【まとめ】

まさに喘息治療のピットフォールであった症例[6]である。

喘息として長期間フォローされていたが，運動時喘鳴・呼吸困難の原因が気道狭窄であり，その発見にフローボリューム曲線のパターン解析が役立った症例であった。非常に稀な症例であるが，このような例もあることを頭に入れておきながら日常の検査をしていただきたい。

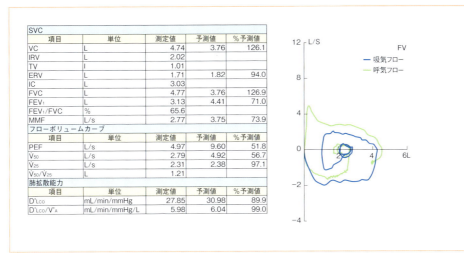

図12.1.7　症例29：術前呼吸機能検査

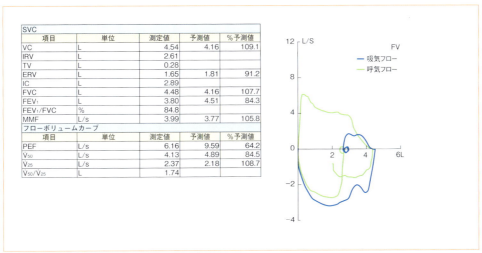

図12.1.8　症例29：術後呼吸機能検査

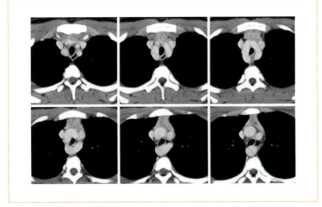

図12.1.9　症例29：術前CT
（吉田貴之，他：喘息として加療されフローボリューム曲線が発見の契機となった成人重複大動脈弓の1例，日呼吸会誌48，2010：229-234より引用）

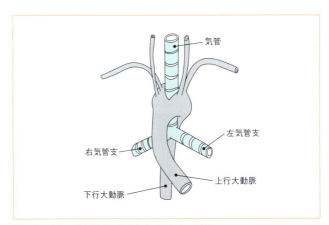

図12.1.10　症例29：CTからのイメージ図

［山本雅史］

参考文献

1) 吉田貴之，他：喘息として加療されフローボリューム曲線が発見の契機となった成人重複大動脈弓の1例；日呼吸会誌　2010；48：229-234.

12.2 脊椎変形症

症例30：先天性後側弯症

- 50歳台，男性。身長147.5cm，体重87.0kg

主　訴：腰背部痛，右膝痛。　　既往歴：特記事項なし。　　喫煙歴：なし。
現病歴：先天性後側弯症，両変形性膝関節症。

【臨床経過と検査所見】（図12.2.1〜12.2.4）

　幼少時に側弯症のため装具療法。小学生時には脊椎変形があった。腰背部痛，右膝痛のため精査入院となった。

　VCは1.88L，%VCは58.2%，FEV_1/FVCが88.0%であり，拘束性換気障害を示す。TLCなど肺気量分画のデータも低下を示し肺容量が低下している。

　3DCTでは，胸椎11番〜腰椎2番で高度に脊椎変形を来しており，胸郭変形に伴う拘束性換気障害と考えられる。つまり胸郭変形により胸郭が上手に広がらないため（胸郭の運動制限）に肺が膨らまないのである。

　またD'_{Lco}は67.5%と低下，D'_{Lco}/V'_Aは143.5%と増加している。これは肺気量が低下し，関与する肺胞ユニットの減少からD'_{Lco}は低下，D'_{Lco}/V'_Aが増加したものと考えられる（『呼吸機能検査技術教本』p58，3.8参照）。

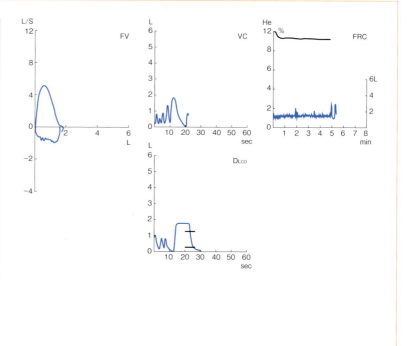

図12.2.1　症例30：肺機能検査

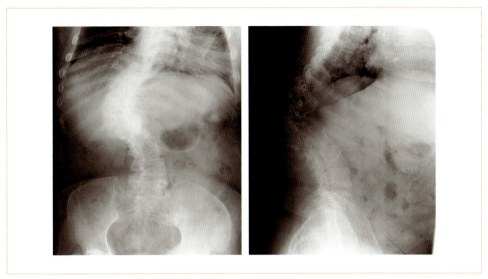

図9.6.2　症例30：X線

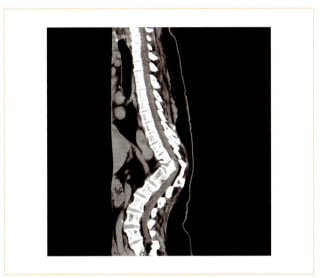

図9.6.3　症例30：CT

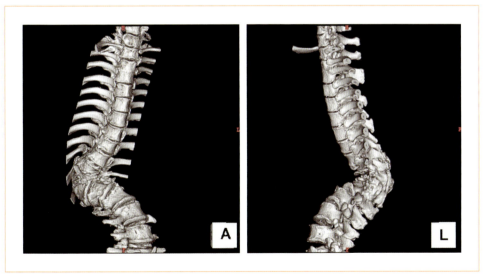

図9.6.4　症例30：3DCT

[山本雅史]

12.3 神経筋疾患

1. 神経筋疾患とは

神経筋疾患は，直接的，間接的に呼吸機能を低下させる。神経筋障害は病変部位により脳，脊髄，末梢神経，神経筋接合部，骨格筋に分けられる。とくに神経筋障害は肺の伸展を抑え，呼気のための筋力を低下させるので，咳が弱くなり誤嚥や無気肺，肺炎が起きやすくなる。呼吸機能検査は，呼吸筋力低下の診断および重症度判定に有益である。

2. 臨床症状

倦怠感，呼吸困難，嚥下障害，繰り返す気道感染，呼吸不全，睡眠障害，肺高血圧症，肺性心など。

3. 検査所見

(1) 呼吸機能検査

吸気筋力，呼気筋力の低下の程度によりさまざまである。VC，TLC，RV などの各肺気量の減少。拘束性の換気障害を示す。肺の弾性収縮力に影響し，肺コンプライアンスのさらなる低下を生じさせる。呼吸抵抗，気道抵抗も増加。フローボリューム曲線では末梢気道病変を疑うパターンを伴うこともある。

最大換気量測定（MVV）や，1秒間の努力肺活量（FEV_1）×35 または 40 の概算は低下を認める。肺内ガス分布は増加し，肺拡散能力の低下も認める。

(2) 動脈血液ガス

呼吸筋力の低下により肺胞換気量が減少するため PaO_2 の低下，$PaCO_2$ の上昇がみられる。

症例31：重症筋無力症（MG）

- 40歳台，男性。身長172.0cm，体重80.0kg，BSA1.93m^2

主 訴：眼瞼下垂，複視。
現病歴：2カ月前頃より両目の奥の痛みがあり，近医眼科で加療を受けていたが改善せず，遠方の焦点が合わない，両側眼瞼下垂の症状が加わったため当院神経内科受診。血液検査でアセチルコリンレセプター抗体が高値，ウブレチド内服で一時的に症状が改善したことから，重症筋無力症と診断された。胸部CTにて前縦隔腫瘍を認め，呼吸器外科にて重症筋無力症に対する拡大胸腺全摘術目的で入院となった。
既往歴：高血圧，結膜下出血。　喫煙歴：20本/日×20年，9年前より禁煙。
職　歴：事務仕事。　　　　　ペット：なし。　　　粉塵曝露歴：なし。
胸部X線：左下肺辺縁部に小斑状影。s/o minor volume loss 炎症性の変化か。
胸部CT：前縦隔に腫瘤性病変認める。腫瘤の尾側腹側に一部嚢胞性成分認める。大血管への浸潤は認めない。
動脈血液ガス（room air）：表12.3.1

用語 最大換気量測定（maximal voluntary ventilation；MVV），重症筋無力症（myasthenia gravis；MG）

【呼吸機能検査所見と解説】（図12.3.1）
①**肺気量分画**
　%VCは51.8%と低下し拘束性換気障害を示す。
②**フローボリューム曲線**
　FEV₁/FVCは76.44%と正常。換気分類は拘束性換気障害を示す。

表12.3.1　症例31：動脈血液ガス（room air）

pH	7.412
$PaCO_2$ (Torr)	40.8
PaO_2 (Torr)	83.5
HCO_3^- (mmol/L)	25.4
BE (mmol/L)	0.7
O_2CT (mL/dL)	23.5
O_2SAT (%)	97.5
$A-aDO_2$ (Torr)	15.2

　拡大胸腺全摘術施行直後の胸部X線で左下葉の無気肺を認めた。翌日には改善を認めたが残存した。術後2日目、労作時SpO₂ 90%で呼吸困難を認めた。複視は残存したが両側眼瞼下垂は術前に比べ明らかに改善した。重症筋無力症の薬物治療のため神経内科に転科。

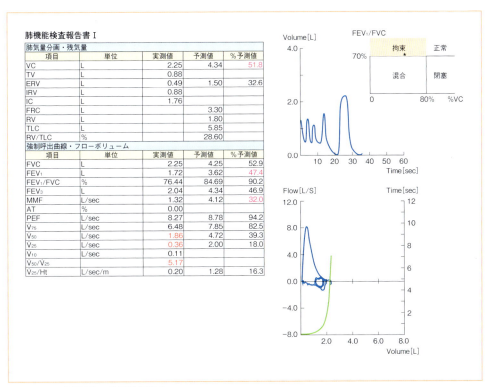

図12.3.1　症例31：呼吸機能検査

12章 肺以外の疾患による呼吸機能障害

【術後6日目の呼吸機能検査所見と解説】（図12.3.2）

①肺気量分画

％VCは39.1％まで低下し拘束性換気障害を示す。

②フローボリューム曲線

FEV_1/FVCは84.88％であり正常。換気分類は拘束性換気障害を示す。

③動脈血液ガス（room air）

pH 7.427，$PaCO_2$ 49.3Torr，PaO_2 60.2Torr，HCO_3^- 31.8mmol/L，BE 6.1mmol/L，O_2CT 20.2mL/dL，O_2SAT 91.2％，A-aDO_2 27.9Torrと，PaO_2の低下，$PaCO_2$の上昇，A-aDO_2の開大がみられる。

呼吸機能検査で拘束性障害を認めた。手術後の疼痛も要因の1つとして考えられるが，筋力の低下があり，ステロイド治療が開始された。

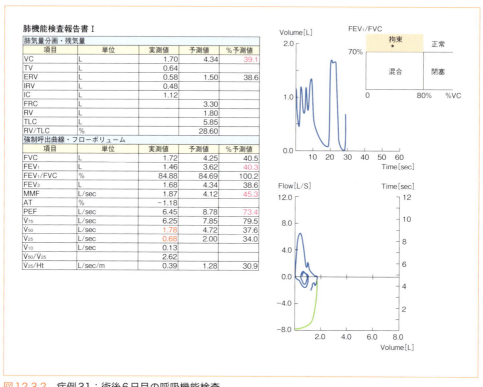

図12.3.2　症例31：術後6日目の呼吸機能検査

［藤澤義久］

査読者一覧

上ノ宮　彰　昭和大学病院　生理検査室
鈴木　範孝　国保旭中央病院　中央検査科

［五十音順，所属は2016年7月現在］

索 引

●英数字

acute interstitial pneumonia（AIP）……32
angiotensin-converting enzyme（ACE）……66
asthma-COPD overlap syndrome（ACOS）……19,22

Body Mass Index（BMI）……52
bone morphogenetic protein（BMP）……71
brinkmann index（BI）……50
bronchiolitis obliterans（BO）……28
combined pulmonary fi brosis and emphysema（CPFE）……48
continuous positive airway pressure（CPAP）……53

COPDの病型……2
COPDの病期分類……3
cryptogenic organizing pneumonia（COP）……32

desquamative interstitial pneumonia（DIP）……32
diffuse alveolar damage（DAD）……32
diffuse panbronchiolitis（DPB）……25

Global Initiative for Asthma（GINA）……19,22
Global Initiative for Chronic Obstructive Lung Disease（GOLD）……2,19
GM-CSF……82
graft versus host disease（GVHD）……28

Haemophilus influenza……25
heritable PAH（HPAH）……70
home oxygen therapy（HOT）……33

ICS/LABA配合剤吸入治療……17
idiopathic lymphocytic interstitial pneumonia（LIP）……32
idiopathic pleuroparenchymal fibroelastosis（idiopathic PPFE）……44
Idiopathic pulmonary fibrosis（IPF）……32
idiopathic pulmonary upper lobe dominant fi brosis……44
idiopathic pulmonary upper lobe fi brosis（IPUF）……44
IIPsの病名分類……32

KL-6……82

LAM細胞……86
long acting muscarinic antagonist（LAMA）……19,22,63
long acting β2 agonist（LABA）……19,22
low attenuation area（LAA）……3

maximal voluntary ventilation（MVV）……102
mMRC……2
Moraxella catarrhalis……25
myasthenia gravis（MG）……102

nonspecific interstitial pneumonia（NSIP）……32

organizing pneumonia（OP）……32

Pack-years……50
Pseudomonas aeruginosa……25
pulmonary arterial hypertension（PAH）……70

respiratory bronchiolitis associated interstitial lung disease（RB-ILD）……32

short acting beta2 agonist（SABA）……63
Streptococcus pneumoniae……25
surgical lung biopsy（SLB）……32

tuberous sclerosis complex（TSC）……88
Tリンパ球……82

usual interstitial pneumonia（UIP）……32

video-assisted thoracic surgery（VATS）……86,88,89

WHO肺高血圧症機能分類……72

●あ

アーク溶接工肺……62
悪性腫瘍……92
アルミニウム肺……62
アンジオテンシン変換酵素……66

移植片対宿主病……28
遺伝性肺動脈性肺高血圧症……70
咽頭結核……96

エリスロマイシン……25,26

主な過敏性肺炎……37

●か

下肢深部静脈血栓症……78
換気装置肺炎……37
寒冷凝集素値……25

気管狭窄……98
気管支拡張……25
気管支肺胞洗浄……82
器質化肺炎……32
気道壁の肥厚……3
急性間質性肺炎……32
急性肺血栓塞栓症……78
吸入ステロイド……14,22
胸郭変形……100
胸腔鏡下手術……86,88,89
強皮症……35

珪肺……62
外科的肺生検……32
血清サーファクタント蛋白質……82

索引

結節性硬化症……86, 88

高血圧……15, 33, 52
抗線維化薬……34
呼吸細気管支……25
呼吸細気管支炎を伴う間質性肺炎……32
混合性結合組織病……35

● さ

サーファクタント……82
細気管支周囲炎……25
最大換気量測定……102
在宅酸素療法……33, 48, 73

シェーグレン症候群……35
自己免疫疾患……35
脂質異常症……52
持続陽圧療法……53
重症筋無力症……102
修正MRC……2
小細胞肺癌……92
職業性の過敏性肺炎……37
神経筋障害……102

睡眠時無呼吸症候群……52
ステロイド薬……14, 17, 35

石綿肺……62
全身性エリテマトーデス……35
喘息重症度分類……13
喘息症状・発作強度の分類……14
喘息診断の目安……13
喘息治療のピットフォール……98
喘息と鑑別すべき疾患……13
先天性後側弯症……100

● た

耐糖能障害……52
ダナポイント分類……72
多発筋炎……35
短時間作用型β_2刺激薬……63
炭肺……62

チアノーゼ……71
長時間作用性β_2刺激薬……19, 22
長時間作用性抗コリン薬……19, 22
重複大動脈弓……98

通常型間質性肺炎……32

低吸収域……3
低酸素血症……34, 48, 49, 53, 56, 70, 88

特発性器質化肺炎
　……32

特発性上葉限局型肺線維症……44
特発性上葉優位型肺線維症……44
鳥飼病……37

● な

夏型過敏性肺炎……37
ニース分類……71
肉芽腫疾患……66

捻髪音……33

農夫肺……37
嚢胞……86

● は

肺気腫……2, 22, 48, 49, 62, 88
肺高血圧症……36, 50
肺動脈楔入圧……70, 72, 78
肺動脈平均圧……70, 78
剥離性間質性肺炎……32

非気腫型COPD……9
非小細胞肺癌……92
非特異性間質性肺炎……32
皮膚筋炎……35
びまん性散布性粒状影……25
びまん性肺胞障害……32
肥満低換気症候群……52, 56, 58
肥満度指数……52

ブリンクマンインデックス……50

蜂巣肺……33, 44
ポリソムノグラフィー……52

● ま

マクロファージ……82
慢性関節リウマチ……35
慢性気管支炎……2

無呼吸発作……53

免疫抑制薬……35

門脈圧亢進症……71

● ら

リモデリング……13, 14
輪状陰影……25
リンパ球性間質性肺炎……32
リンパ芽球性リンパ腫……28